Bonheur Dounebaine

Aspects épidémiologique, clinique et thérapeutique de la tuberculose pulmonaire à UMTH, Nigeria

Bonheur Dounebaine

Aspects épidémiologique, clinique et thérapeutique de la tuberculose pulmonaire à UMTH, Nigeria

Regard sur l'un de plus grands fléaux de tous les temps

Presses Académiques Francophones

Impressum / Mentions légales
Bibliografische Information der Deutschen Nationalbibliothek: Die Deutsche Nationalbibliothek verzeichnet diese Publikation in der Deutschen Nationalbibliografie; detaillierte bibliografische Daten sind im Internet über http://dnb.d-nb.de abrufbar.
Alle in diesem Buch genannten Marken und Produktnamen unterliegen warenzeichen-, marken- oder patentrechtlichem Schutz bzw. sind Warenzeichen oder eingetragene Warenzeichen der jeweiligen Inhaber. Die Wiedergabe von Marken, Produktnamen, Gebrauchsnamen, Handelsnamen, Warenbezeichnungen u.s.w. in diesem Werk berechtigt auch ohne besondere Kennzeichnung nicht zu der Annahme, dass solche Namen im Sinne der Warenzeichen- und Markenschutzgesetzgebung als frei zu betrachten wären und daher von jedermann benutzt werden dürften.

Information bibliographique publiée par la Deutsche Nationalbibliothek: La Deutsche Nationalbibliothek inscrit cette publication à la Deutsche Nationalbibliografie; des données bibliographiques détaillées sont disponibles sur internet à l'adresse http://dnb.d-nb.de.
Toutes marques et noms de produits mentionnés dans ce livre demeurent sous la protection des marques, des marques déposées et des brevets, et sont des marques ou des marques déposées de leurs détenteurs respectifs. L'utilisation des marques, noms de produits, noms communs, noms commerciaux, descriptions de produits, etc, même sans qu'ils soient mentionnés de façon particulière dans ce livre ne signifie en aucune façon que ces noms peuvent être utilisés sans restriction à l'égard de la législation pour la protection des marques et des marques déposées et pourraient donc être utilisés par quiconque.

Coverbild / Photo de couverture: www.ingimage.com

Verlag / Editeur:
Presses Académiques Francophones
ist ein Imprint der / est une marque déposée de
OmniScriptum GmbH & Co. KG
Heinrich-Böcking-Str. 6-8, 66121 Saarbrücken, Deutschland / Allemagne
Email: info@presses-academiques.com

Herstellung: siehe letzte Seite /
Impression: voir la dernière page
ISBN: 978-3-8416-2567-0

Copyright / Droit d'auteur © 2013 OmniScriptum GmbH & Co. KG
Alle Rechte vorbehalten. / Tous droits réservés. Saarbrücken 2013

MINISTERE DES ENSEIGNEMENTS
SECONDAIRE, SUPERIEUR ET DE LA
RECHERCHE SCIENTIFIQUE

REPUBLIQUE DU MALI
UN PEUPLE – UN BUT – UNE FOI

UNIVERSITÉ DE BAMAKO

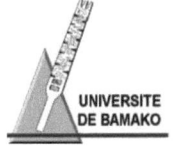 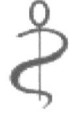 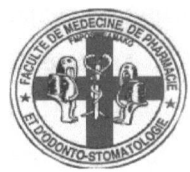

FACULTÉ DE MÉDECINE, DE PHARMACIE ET D'ODONTO – STOMATOLOGIE

Thèse

ASPECTS EPIDEMIOLOGIQUE, CLINIQUE ET THERAPEUTIQUE DE LA TUBERCULOSE PULMONAIRE A UNIVERSITY OF MAIDUGURI TEACHING HOSPITAL (UMTH), BORNO STATE, NIGERIA.

Présentée et soutenue publiquement le 11/12/2008
Devant la Faculté de Médecine, de Pharmacie et
D'Odonto-Stomatologie par

Monsieur DOUNEBAINE Bonheur
Pour obtenir le Grade de Docteur en Médecine
(DIPLOME D'ETAT)

Jury

<u>Président</u> : Pr Ibrahim I. MAIGA
<u>Membre</u> : Dr Yacouba TOLOBA
<u>Codirecteur</u> : Dr Haruna YUSUPH
<u>Directeur</u> :   Dr Souleymane DIALLO

FACULTE DE MEDECINE, DE PHARMACIE ET D'ODONTO-STOMATOLOGIE
ANNEE UNIVERSITAIRE 2008-2009

ADMINISTRATION

DOYEN: **Anatole TOUNKARA** - Professeur

1er ASSESSEUR: **Drissa DIALLO** - MAITRE DE CONFERENCES

2ème ASSESSEUR: **Sékou SIDIBE** - MAITRE DE CONFERENCES

SECRETAIRE PRINCIPAL: **Yénimégue Albert DEMBELE** -Professeur

AGENT COMPTABLE: **Mme COULIBALY Fatoumata TALL** - CONTROLEUR DES FINANCES

LES PROFESSEURS HONORAIRES

Mr Alou BA	Ophtalmologie
Mr Bocar SALL	Orthopédie – Traumatologie -Secourisme
Mr Souleymane SANGARE	Pneumo-phtisiologie
Mr Yaya FOFANA	Hématologie
Mr Mamadou L. TRAORE	Chirurgie Générale
Mr Balla COULIBALY	Pédiatrie
Mr Mamadou DEMBELE	Chirurgie Générale
Mr Mamadou KOUMARE	Pharmacognosie
Mr Ali Nouhoum DIALLO	Médecine interne
Mr Aly GUINDO	Gastro-entérologie
Mr Mamadou M KEITA	Pédiatrie
Mr Siné BAYO	Anatomie-Pathologie-Histoembryologie
Mr Sidi Yaya SIMAGA	Santé Publique
Mr Abdoulaye Ag RHALY	Médecine interne
Mr Boulkassoum HAÏDARA	Législation
Mr Boubacar Sidiki CISSE	Toxicologie
Mr Massa SANOGO	Chimie Analytique

LISTE DU PERSONNEL ENSEIGNANT PAR D.E.R. & PAR GRADE

D.E.R. CHIRURGIE ET SPECIALITES CHIRURGICALES

1. PROFESSEURS

Mr Abdel Karim KOUMARE	Chirurgie Générale
Mr Sambou SOUMARE	Chirurgie Générale
Mr Abdou Alassane TOURE	Orthopédie - Traumatologie
Mr Kalilou OUATTARA	Urologie
Mr Amadou DOLO	Gynéco Obstétrique
Mr Alhousseini Ag MOHAMED	ORL
Mme SY Assitan SOW	Gynéco-Obstétrique
Mr Salif DIAKITE	Gynéco-Obstétrique
Mr Abdoulaye DIALLO	Anesthésie-Réanimation
Mr Djibril Sangaré	Chirurgie Générale,

Chef de D.E.R

Mr Abdel Kader Traoré Dit DIOP	Chirurgie Générale

2. MAITRES DE CONFERENCES

Mr Abdoulaye DIALLO	Ophtalmologie
Mr Gangaly DIALLO	Chirurgie Viscérale
Mr Mamadou TRAORE	Gynéco-Obstétrique
Mr Filifing SISSOKO	Chirurgie Générale
Mr Sekou SIDIBE	Orthopédie-Traumatologie
Mr Abdoulaye DIALLO	Anesthésie-Réanimation
Mr Tieman COULIBALY	Orthopedie-Traumatologie
Mme TRAORE J THOMAS	Ophtalmologie
Mr Mamadou L. DIOMBANA	Stomatologie
Mme DIALLO Fatimata S. DIABATE	Gynéco-Obstétrique
Mr Nouhoum ONGOÏBA	Anatomie & Chirurgie Générale
Mr Sadio YENA	Chirurgie Thoracique

Mr Youssouf COULIBALY — Anesthésie-Réanimation

3. MAÎTRES ASSISTANTS

Mr Issa DIARRA	Gynéco-Obstétrique
Mr Samba Karim TIMBO	ORL
Mme TOGOLA Fanta KONIPO	ORL
Mr Zimogo Zié SANOGO	Chirurgie Générale
Mme Djénéba DOUMBIA	Anesthésie / Réanimation
Mr Zanafon OUATTARA	Urologie
Mr Adama SANGARE	Orthopédie- Traumatologie
Mr Sanoussi BAMANI	Ophtalmologie
Mr Doulaye SACKO	Ophtalmologie
Mr Ibrahim ALWATA	Orthopédie - Traumatologie
Mr Lamine TRAORE	Ophtalmologie
Mr Mady MAKALOU	Orthopédie/ Traumatologie
Mr Aly TEMBELY	Urologie
Mr Niani MOUNKORO	Gynécologie/ Obstétrique
Mr Tiémoko D. COULIBALY	Odontologie
Mr Souleymane TOGORA	Odontologie
Mr Mohamed KEITA	ORL
Mr Bouraïma MAIGA	Gynécologie/ Obstétrique
Mr Youssouf SOW	Chirurgie Générale
Mr Djibo Mahamane DIANGO	Anesthesie-réanimation
Mr Moustapha TOURE	Gynécologie

4 ASSISTANTS

Mr Mamadou DIARRA	Ophtalmologie
Mr Boubacar GUINDO	ORL

D.E.R. DE SCIENCES FONDAMENTALES

1. PROFESSEURS

Mr Daouda DIALLO	Chimie Générale & Minérale
Mr Amadou DIALLO	Biologie
Mr Moussa HARAMA	Chimie Organique
Mr Ogobara DOUMBO	Parasitologie-Mycologie
Mr Yénimégué Albert DEMBELE	Chimie Organique
Mr Anatole TOUNKARA	Immunologie
Mr Bakary M. CISSE	Biochimie
Mr Abdourahamane S. MAÏGA	Parasitologie
Mr Adama DIARRA	Physiologie
Mr Mamadou KONE	Physiologie

2. MAÎTRES DE CONFERENCES

Mr Amadou TOURE	Histoembryologie
Mr Flabou BOUGOUDOGO	Bactériologie – Virologie
Mr Amagana DOLO	Parasitologie **Chef de D.E.R.**
Mr Mahamadou CISSE	Biologie
Mr Sékou F. M. TRAORE	Entomologie médicale
Mr Abdoulaye DABO	Malacologie – Biologie Animale
Mr Ibrahim I. MAÏGA	Bactériologie – Virologie

3. MAÎTRES ASSISTANTS

Mr Lassana DOUMBIA	Chimie Organique
Mr Mounirou BABY	Hématologie
Mr Mahamadou A THERA	Parasitologie-Mycologie
Mr Moussa Issa DIARRA	Biophysique
Mr Kaourou DOUCOURE	Biologie
Mr Bouréma KOURIBA	Immunologie
Mr Souleymane DIALLO	Bactériologie/ Virologie
Mr Cheick Bougadari TRAORE	Anatomie pathologie
Mr Gimogo DOLO	Entomologie Moléculaire Médicale

Mr Mouctar DIALLO	Biologie Parasitologie
Mr Abdoulaye TOURE	Entomologie-Moléculaire Médicale
Mr Boubacar TRAORE	Parasitologie Mycologie
Mr Djbril SANGARE	Entomologie-Moléculaire Médicale

4. ASSISTANTS

Mr Mangara M. BAGAYOKO	Entomologie-Moléculaire Médicale
Mr Bocary Y SACKO	Biochimie
Mr Mamadou BA	Biologie Parasitologie Entomologie Médicale
Mr Moussa FANE	Parasitologie Entomologie
Mr Blaise DACKOUO	Chimie analytique

D.E.R. DE MEDECINE ET SPECIALITES MEDICALES

1. PROFESSEURS

Mr Mamadou K. TOURE	Cardiologie
Mr Mahamane MAÏGA	Néphrologie
Mr Baba KOUMARE	Psychiatrie-

Chef de D.E.R.

Mr Moussa TRAORE	Neurologie
Mr Issa TRAORE	Radiologie
Mr Hamar A. TRAORE	Médecine Interne
Mr Dapa Aly DIALLO	Hématologie
Mr Moussa Y. MAIGA	Gastro-entérologie-Hépatologie
Mr Somita KEITA	Dermato-Léprologie
Mr Boubacar DIALLO	Cardiologie
Mr Toumani SIDIBE	Pédiatrie

2. MAÎTRES DE CONFERENCES

Mr Bah KEITA	Pneumo-Phtisiologie
Mr Abdel Kader TRAORE	Médecine Interne
Mr Siaka SIDIBE	Radiologie

Mr Mamadou DEMBELE	Médecine Interne
Mr Mamady KANE	Radiologie
Mr Saharé FONGORO	Néphrologie
Mr Bakoroba COULIBALY	Psychiatrie
Mr Bou DIAKITE	Psychiatrie
Mr Bougouzié SANOGO	Gastro-entérologie
Mme SIDIBE Assa TRAORE	Endocrinologie
Mr Adama D KEITA	Radiologie
Mr Sounkalo DAO	Maladies infectieuses

3. MAITRES ASSISTANTS

Mme TRAORE Mariam SYLLA	Pédiatrie
Mme Habibatou DIAWARA	Dermatologie
Mr Daouda K Minta	Maladies Infectieuses
Mr Kassoum SANOGO	Cardiologie
Mr Seydou DIAKITE	Cardiologie
Mr Arouna TOGORA	Psychiatrie
Mme Diarra Assétou SOUCKO	Médecine interne
Mr Boubacar TOGO	Pédiatrie
Mr Mahamadou TOURE	Radiologie
Mr Idrissa A. CISSE	Dermatologie
Mr Mamadou B. DIARRA	Cardiologie
Mr Anselme KONATE	Hépato-gastro-entérologie
Mr Moussa T. DIARRA	Hépato-gastro-entérologie
Mr Souleymane DIALLO	Pneumologie
Mr Souleymane COULIBALY	Psychologie
Mr Cheick Oumar GUINTO	Neurologie

4. ASSISTANTS

Mr Mahamadou GUINDO	Radiologie

D.E.R. DES SCIENCES PHARMACEUTIQUES

1. PROFESSEURS

Mr Gaoussou KANOUTE	Chimie Analytique

Chef de D.E.R

Mr Ousmane DOUMBIA	Pharmacie Chimique
Mr Elimane MARIKO	Pharmacologie

2. MAITRES DE CONFERENCES

Mr Drissa DIALLO	Matières Médicales
Mr Alou KEITA	Galénique
Mr Bénoit Yaranga KOUMARE	Chimie analytique
Mr Ababacar I. MAÏGA	Toxicologie

3. MAÎTRES ASSISTANTS

Mne Rokia SANOGO	Pharmacognosie
Mr Yaya KANE	Galénique
Mr Saibou MAIGA	Législation
Mr Ousmane KOITA	Parasitologie Moléculaire
Mr Yaya COULIBALY	Législation

D.E.R. SANTE PUBLIQUE

1. PROFESSEUR

Mr Sanoussi KONATE	Santé Publique, **Chef de D.E.R**

2. MAÎTRE DE CONFERENCES

Mr Moussa A. MAÏGA	Santé Publique
Mr Jean TESTA	Santé Publique
Mr Mamadou Souncalo TRAORE	Santé Publique

3. MAÎTRES ASSISTANTS

Mr Adama DIAWARA	Santé Publique
Mr Hamadoun Aly SANGHO	Santé Publique
Mr Massambou SACKO	Santé Publique

Mr Alassane A. DICKO	Santé Publique
Mr Hammadoun Aly SANGO	Santé Publique
Mr Seydou DOUMBIA	Epidémiologie
Mr Samba DIOP	Anthropologie Médicale
Mr Akory AG IKNANE	Santé Publique

4. ASSISTANTS

Mr Oumar THIERO	Biostatistique
Mr Seydou DIARRA	Anthropologie Médicale

CHARGES DE COURS & ENSEIGNANTS VACATAIRES

Mr N'Golo DIARRA	Botanique
Mr Bouba DIARRA	Bactériologie
Mr Salikou SANOGO	Physique
Mr Boubacar KANTE	Galénique
Mr Souleymane GUINDO	Gestion
Mme DEMBELE Sira DIARRA	Mathématiques
Mr Modibo DIARRA	Nutrition
Mme MAÏGA Fatoumata SOKONA	Hygiène du Milieu
Mr Mahamadou TRAORE	Génétique
Mr Yaya COULIBALY	Législation
Mr Lassine SIDIBE	Chimie-Organique

ENSEIGNANTS EN MISSION

Pr. Doudou BA	Bromatologie
Pr. Babacar FAYE	Pharmacodynamie
Pr. Mounirou CISS	Hydrologie
Pr. Amadou Papa DIOP	Biochimie
Pr. Lamine GAYE	Physiologie

DEDICACES

DEDICACES

A Dieu le Père tout puissant, merci de nous avoir guidés vers cette voie de sacerdoce, puisse ton inspiration divine nous accompagner et que ta miséricorde et ta grâce continuent de nous couvrir.

A mes Grands-parents Mr. **Houtené Tchakfiene** et Mme **Houtené Makeuto Sarah** ; Mr. **Tchouayé Gueuh** et Mme **Tchouayé Giba** :
Tout ce dont je peux réaliser aujourd'hui, c'est grâce à vous et jamais les mots ne décriront assez vos sacrifices pour moi. J'aimerais un temps soit peu, vous dire merci pour vos bénédictions, vos prières et l'attention que vous aviez porté à mon égard. C'est avec une grande jovialité que je vous dédie ce travail.

A mon Père Mr **Chouadeung Victor** :
Tu as toujours consenti de gros efforts pour mon éducation, et nous tendons déjà vers la concrétisation, pour cela que Dieu t'accorde longévité et santé.

A ma Mère Mme **Chouadeung Yédimba Djaratou** :
Pas de mot pour dire combien tu as souffert pour mon éducation. Aussi reconnaissant que je sois, jamais je ne te remercierai assez.

A mes frères **Bournenbé Charles** et **Daïba Minchov** et sœurs **Kononé Bénédicte**, **Nadège Mategeré** et **Natacha Naï** :
Toute ma profonde gratitude pour ces liens forts, merci pour l'affection, le soutient et la confiance portée en moi. Je souhaite un avenir radieux à chacun de vous.

A la mémoire de mes oncles décédés : **Gontalet**, **Deuhikbé** et **Palaye Tchouayé**.

Jamais je ne vous oublierai et où que vous soyez en ce moment sachez que vous me manquez.

Aux amis qui nous ont quittés dans la fleur de l'âge : **Baní Samson Pnabei, Sao Maïveké Elysée, Azaria Palouma, Daïbé Mabisso, Merba Abel Alafi et Mahamat Nour Khastalani :**

C'est avec nostalgie que je me souviens de tous ces moments de joie et de peine partagées avec vous et comme disait Socrate : « voilà pourtant que l'heure est déjà venue de nous en aller, moi pour mourir dans quelques temps, vous pour continuer à vivre ! Qui, de vous ou de moi, va vers le meilleur destin ? C'est pour tout le monde chose incertaine, sauf pour la Divinité ! » Platon, Apologie de Socrate. 42a.

Reposez en paix et sachez que c'est avec allégresse que je tiens à vous dédier ce travail.

Aux Malades et victimes de la tuberculose……..

REMERCIEMENTS

REMERCIEMENTS

A mon Pays le **Tchad.**

A mes ami(e)s du **Mali,** terre de tolérance et d'hospitalité.

A mes ami(e)s du **Nigeria.**

A tous les **Enseignants** de la FMPOS de Bamako, Mali.

A mes Maîtres du Service de Pneumatologie du Centre Hospitalier Universitaire du Point 'G' de Bamako, Mali: Dr Boubacar F. Sissoko, Dr Ousmane M'Baye, le Major Sadio Kouyaté.

Merci de nous avoir transmis vos connaissances avec autant de simplicité et merci pour tous vos conseils.

A mes Maîtres du Département de Médicine Interne de University of Maiduguri Teaching Hospital (UMTH), Nigeria : Drs Bukar Bakki, Ahmed Gabdo, Sabiu Gwalabe, Ibrahim Gezawa, Baba W. Goni, Tahir Abdulraman, Sulaiman Maina, Mohammed Baba Musa…

Chers Maîtres ce fût un honneur pour moi d'être de vos cotés et j'ai été profondément marqué par votre sens d'humanisme. Recevez l'expression de ma profonde sympathie.

A tous les Amis de la FMPOS de Bamako particulièrement à Djerabe Mbaitoloum Marc, Patrick Madjingar, Gladys Dibia, Carine Ngamai, Madjissem Kongar, Josepha Batakao, Aïcha Morgai, Lazard Djounoumbi, Claude Madjingar, Giscard Ngarindo, Serge Mbaitoloum, Judith Mogode, Martial, Kemy, Hassane, Badawi, Togbey (Didi), Muriel Catraye, Yele, Christelle A., Rolland Aguidi, Ibrahim Kone, Ruth Coulibaly, Micheline Tchoupa, Youssouf Niang, Moustapha Abdi, Souleymane, jacques, stan, julia, Larissa Somso, Fanta, Kanté, Modibo Keita, Kassim Kone….(liste non exhaustive !)

A tous les amis de la faculté de Médecine de Maiduguri : Abadji Maloum (C in C), Haruna Ganda, Nubuwa, sanah…

A l'Association des Elèves, Etudiants et Stagiaires Tchadiens au Mali (AEESTM) que j'ai eu l'honneur et le plaisir de servir.

A la famille **Ahmed Baba Haïdara** à Badalabougou, la famille Ramadan Tao et la famille Dia à Darsalam.

A Mrs. **Amine Chérif** et **Louakiné Latha au Ministère des Affaires Etrangères du Tchad.**

Clin d'œil spécial à l'Ingénieur **Ahmed Cherif**

A tous ceux que j'ai oubliés.

Merci !

HOMMAGES AUX MEMBRES DU JURY

A notre Maître et Président du jury
Pr Ibrahim I. MAIGA
Maître de conférences en bactériologie et virologie à la faculté de Médecine, de Pharmacie et d'Odonto-Stomatologie ;
Chef du laboratoire du CHU du point G :
Cher Maître, nous avons beaucoup admiré votre sens d'humanisme, vos qualités pédagogiques et votre simplicité. C'est un grand honneur que vous nous faites en acceptant de présider ce jury. Veuillez trouvez ici illustre Maître, l'expression de notre profonde gratitude.

A notre Maître et juge
Dr Yacouba TOLOBA
Maitre Assistant en pneumo-phtisiologie à la FMPOS
Praticien hospitalier au CHU du Point G :
Cher Maître, votre courtoisie, votre disponibilité et votre simplicité nous ont beaucoup marqué. Vous êtes l'exemple même de la compétence juvénile. Votre humilité et votre sens de discernement forcent admiration. Soyez rassuré cher Maître de toute notre reconnaissance.

A notre Maître et Co-directeur de thèse
Dr Haruna YUSUPH
Maitre Assistant chef clinique des Maladies infectieuses et Immunologie à la faculté de Médecine de Maiduguri ;
Chef du département de Médecine Interne d'UMTH :
Cher Maître, vous nous avez fais honneur en nous acceptant dans votre service et nous avons été marqué par votre sens d'hospitalité, votre organisation rationnelle et votre ardeur pour le travail bien fait. C'est l'occasion pour nous de vous dire toute notre sympathie.

A notre Maître et Directeur de thèse
Dr Souleymane DIALLO
Maître Assistant en Pneumologie à la Faculté de Médecine, de Pharmacie et d'Odonto-Stomatologie ;
Chef de service de pneumo-phtisiologie du CHU du Point G ;
Colonel des Forces armées maliennes ;
Médecin-chef à la garnison de la base militaire :

Cher Maître, c'est avec déférence que nous tenons à vous adresser l'expression de notre profonde gratitude, nous avons été profondément touchés par la spontanéité avec laquelle vous aviez accepté de nous encadrer. Nous avons été sensibles à votre abord aimable et à votre humilité. Recevez Cher Maître l'expression de nos respectueux hommages et reconnaissance.

SOMMAIRE

SOMMAIRE

ABREVIATION

CHAPTITRE I : INTRODUCTION

Rappels..2

Source de motivation de cette recherche................................5

Objectifs...6

CHAPITRE II : GENERALITE

Historique...8

Epidémiologie...9

Physiopathologie...12

Primo-infection tuberculose..13

Tuberculose pulmonaire...16

Tuberculose extrapulmonaire...22

Traitement 26

CHAPITRE III : METHODOLOGIE

Lieu de l'étude..32

Type de l'étude..33

Population étudiée...33

Critère d'inclusion..33

Critère d'exclusion...33

Taille de l'échantillon..33

Considération éthique..34

Analyse statistique...34

CHAPITRE IV : RESULTATS 36

CHAPITRE V : COMMENTAIRE ET DISCUSSIONS.....................52

CHAPITREVI : CONCLUSION ET RECOMMANDATIONS.............56

CHAPITRE VII : REFERENCES...58

CHAPITRE VIII : RESUME..62
CHAPITRE IX : APPENDIX
Image de la coloration de Ziehl-Neelsen..64
Image de la culture de Löwenstein-Jensen......................................65
Radiographies pulmonaires..66
Questionnaire...68
Fiche d'engagement du Patient.. 71
Fiche signalétique.. 72
Certificat du Co-directeur 74
Certificat du comité d'éthique..75
Serment d'Hippocrate...76

ABREVIATIONS

ABREVIATIONS

ALAT	alanine aminotransferase
ASAT	asparate aminotransferase
BAAR	bacille acido-alcolo résistant
BCG	Bacille de Calmette et de Guérin
BK	bacille de Koch
CDC	centers for disease and control
DOTS	directly observed treatment short course
ETB	Ethambutol
INH	Isoniazide
MTB	Mycobacterium tuberculosis
OMS	Organisation mondiale de la santé
Rifa	Rifampicine
SIDA	Syndrome d'immunodeficience acquise
SMY	Streptomycine
TB	Tuberculose
TBP	Tuberculose pulmonaire
VIH	Virus d'immunodeficience humaine

Aspects épidémiologique, clinique et thérapeutique de la tuberculose pulmonaire à University of Maiduguri Teaching Hospital (UMTH) au Borno State, Nigeria. 2008

CHAPITRE I

INTRODUCTION

INTRODUCTION
1-RAPPELS

La tuberculose (TB) pose de sérieux problèmes de santé publique pour l'Organisation Mondiale de la Santé (OMS) dans le monde en général, et dans les Pays en voie de développement en particulier. Mondialement, elle constitue la deuxième maladie infectieuse après l'hépatite B (2 milliards d'individus infectés) **(1)** devant le paludisme et le VIH (42 millions d'individus infectés) **(2)**. Elle tue une personne toutes les quinze secondes, et actuellement un tiers de la population mondiale est infecté par *Mycobactérium tuberculosis* (MTB), 95% de ces cas se trouvent dans les Pays en voie de développement **(3)**.

Le Nigeria occupe le quatrième rang mondial des pays les plus touchés avec près de 374000 nouveaux cas par an **(4)**. La prévalence de la tuberculose pulmonaire (TBP) est de 5% **(5)**.

Chaque année le nombre de cas continue de grimper dans le monde, c'est pourquoi pour les Ministères de la santé, la lutte contre la tuberculose doit être une priorité **(6)**.

La forme pulmonaire reste de loin la plus fréquente, 80% de cas contre 20% des cas des formes extra pulmonaires.

Compte tenu de cette situation alarmante l'OMS a déclaré la lutte contre la tuberculose, une urgence mondiale. Les analyses ont permis de retrouver les principales causes:

- Absence de la couverture sanitaire par négligence des autorités sanitaires sans « programmes Nationaux de Lutte Contre la Tuberculose » ;
- Certaines conditions sociales : l'accroissement démographique et les conflits entrainant des déplacements massifs.

- la pauvreté et la malnutrition sont des importants facteurs ayant une liaison étroite avec la tuberculose **(7)**.
- Le manque des campagnes de sensibilisation et le déficit de couverture médiatique
- L'apanage du phénomène VIH/SIDA a entrainé ces dernières années sa recrudescence et ce, malgré les gros efforts fournis par certains organismes et institutions, en l'occurrence, l'Union Internationale de Lutte Contre la Tuberculose et les Maladies Respiratoires(UICTMR).

La tuberculose est une maladie interhumaine et la transmission se fait essentiellement par voie orale par l'intermédiaire des gouttelettes de salive se trouvant dans l'air, rejetées par le Malade lors des toux, d'éternuement, des rires ou des chants.

Cliniquement la tuberculose pulmonaire se manifeste essentiellement par une toux productive, parfois sèche, des dyspnées, des douleurs thoraciques, des sueurs profuses nocturnes, asthénies, amaigrissement hémoptysie, parfois par des fébricules.

L'apparition des formes résistantes à certaines drogues a compliqué énormément sa prise en charge.

A cet égard le Nigeria à l'instar des autres pays africains confrontés à ce fléau et de son impact sur le développement économique et social, a mis sur pied un plan stratégique de lutte. En effet le Gouvernement Fédéral a instauré le « DOTS » (Directly Observed Treatment Short course) en 1993 **(8)**. Cependant ce système eut beaucoup d'obstacles dans son application au départ. En décembre 2005, compte tenu de la situation épidémiologique alarmante, les 36 Etats du Pays dont l'Etat de Borno où a eu lieu notre étude ont bénéficié d'une large couverture sanitaire ; ainsi

70% de couverture nationale par DOTS contre 45% en 2002 **(8)**, ce qui apportera un changement considérable du taux de mortalité.

2-SOURCE DE MOTIVATION DE CETTE RECHERCHE

Le Nigeria tout comme le Mali est touché par ce fléau. Et ils continuent d'en payer le lourd tribut tant sur le plan financier qu'humanitaire. Et ces deux Pays sont engagés sans réserve ces derniers temps dans la lutte anti tuberculeuse. C'est à cet effet que dans le cadre d'échange de connaissance et d'expérience scientifique, nous avons choisi de mener notre étude au Nigeria, dans l'Etat de Borno où la TB est d'actualité.

Plusieurs Etudiants de la faculté de Médecine, de Pharmacie et d'Odontostomatologie (FMPOS) de Bamako ont mené de pareilles recherches sur d'autres thèmes dans les autres Pays francophones, mais l'échange entre les Pays anglophones et notre faculté, particulièrement le Nigeria est une première. Et nous espérons donc ainsi contribuer à la prise en charge de ce fléau.

3-OBJECTIFS

Objectif général

- Etudier les aspects épidémiologique, clinique et thérapeutique de la tuberculose pulmonaire dans les services de pneumologie et d'infectiologie du CHU de Maiduguri.

Objectifs Spécifiques

- Déterminer la fréquence de la tuberculose pulmonaire dans les services de pneumologie et d'infectiologie du CHU de Maiduguri ;
- Décrire les signes cliniques et paracliniques des TBP
- Déterminer la fréquence de l'association TBP-HIV ;
- Décrire les aspects thérapeutiques de la tuberculose pulmonaire dans les services de pneumologie et d'infectiologie.

CHAPITRE II

GENERALITES

GENERALITES
1-HISTORIQUE

Selon les recherches archéologiques, la tuberculose est l'une des plus vieilles maladies au monde dont l'origine remonte à l'antiquité grecque **(9)**, mais qui par-dessus tout, fait partie de grands tueurs du 21ème siècle. En effet selon les spéculations, l'Homme serait infecté par *Mycobacterium bovis* pendant la domestication des bétails, et MTB aurait été émergé comme la souche pathogène. Cependant depuis le temps d'Hippocrate (460-377 avant J-C), la tuberculose a été mal connue et confondue aux autres infections respiratoires. P. Pott (1713-1788) fut le premier à donner une explication rationnelle de la forme vertébrale autrefois qualifiée de « carie vertébrale » **(10)**, elle sera nommée plus tard « le mal de Pott » **(11)**. Il a fallu attendre 1882 pour voir Robert Koch (1843-1910) isoler pour la première fois le bacille qui portera plus tard son nom (Bacille de Koch) **(10)**. En 1885 Zielh et Neelsen mirent au point une méthode de coloration spécifique aux mycobactéries basée sur leur acido-alcoolo-resistance. Cette méthode de coloration est aujourd'hui utilisée dans les laboratoires d'analyses médicales pour le diagnostique biologique de la tuberculose.

En 1909 C. Mantoux (1879-1947) mettra en place l'intradermoreaction à la tuberculine (IDR) **(9)**, une technique qui permet d'explorer l'hypersensibilité retardée aux immunoglobulines G mycobactérien.

Huit ans après sa découverte, Koch démontrera que la TB est une maladie infectieuse ; cette notion capitale a permis à Albert Calmette (1863-1933) et Camille Guérin (1872-1961) de mettre sur pied en 1921 le BCG (Bacille de Calmette et Guérin) **(9)**, le premier vaccin antituberculeux. Au début ce vaccin n'était disponible que dans certains pays occidentaux, mais compte tenu de l'ampleur épidémiologique, il a été répandu peu à peu dans les autres pays. Puis en 1988 l'OMS introduit dans son plan d'action la vaccination par le BCG pour tous.

Beaucoup des médicaments ont étés inventés au fil des années pour le traitement de la tuberculose : La Streptomycine en 1950 par S. A. Waksman **(10)**, Ethambutol en 1951, Isoniazide et Pyrazinamide en 1952, Ethionamide en 1956 et Rifampicine en 1969 **(10)**.

Cependant, toutes ces découvertes et inventions n'ont pas empêché la TB de devenir un fléau important, surtout dans les pays pauvres comme ceux d'Afrique, d'Asie ou d'Amérique Latine où les taux de mortalité restent effroyables. Et les mycobactéries de la tuberculose ont au fil du temps développé une resistance à certaines drogues, ce qui a encore compliqué la prise en charge.

Actuellement plusieurs nouveaux produits sont en cours d'essais dans des différents laboratoires, et la communauté scientifique garde l'espoir d'une découverte certaine d'un quelconque vaccin qui pourra relever le défi.

2-EPIDEMIOLOGIE

Dans le monde la TB est responsable de 1,6 millions de décès par an, 4.400 morts par jour, donc le tueur numéro un des maladies infectieuses **(3)**. L'OMS estime à 2 milliards le nombre des personnes vivant avec la forme latente, et 8,8 millions de nouveaux cas par an **(12)**. Cependant la disparité entre les pays développés et les pays en voie de développement est grande.

En effet aux USA en 2005 il a été rapporté au Center for Diseases Control and Prévention(CDC) 14.903 cas de TB **(13)**, ce qui représente 4,8 cas par 100.000 habitants.

Dans l'Union Européenne, 93.129 cas ont été rapportés ce qui équivaut à 18 cas pour 100.000 habitants.

En France, il a été rapporté 5 374, donc un taux de 8,9/100.000 habitants **(12)**.

La situation est beaucoup plus préoccupante dans les pays pauvres, 95% des cas surviennent dans ces pays avec une incidence annuelle de 229/100.000 habitants en Amérique Latine et 343/100.000 habitants en Afrique en 2005 **(14)**.

En Afrique plus de 50% des adultes de 20 à 40 ans sont infectés et risque de développer la tuberculose. 98% des décès par tuberculose surviennent dans les pays pauvres **(15)**.

En Afrique de l'Ouest, au Mali qui compte 13.500.000 habitants, environ 37.000 cas sont recensés chaque année, soit une incidence de 320 cas pour 100.000 habitants **(15)**.

Le Nigeria, premier pays en Afrique de part de sa démographie avec plus de 142.000.000 habitants, se place en $4^{\text{ème}}$ position derrière l'Inde, la Chine et l'Indonésie selon la classification de 2004 de l'OMS des 22 pays les plus touchés par la TB dans le monde[4]. En effet, au Nigeria pour toutes formes confondues l'incidence est de 290/100 000 habitants, et la mortalité due à la TB est de 82/100.000 habitants, 27% des tuberculeux sont porteurs du VIH **(4)**.

2.1-Agents pathogènes

La TB est une maladie infectieuse due aux bactéries qui selon la taxonomie appartiennent à l'ordre des *Actinomycetales*, à la famille des *Mycobacteriaceae*, au genre *Mycobacterium* :

- *Mycobacterium tuberculosis* ou bacille de Koch (BK) a été isolé par Robert Koch en 1882, il constitue la principale bactérie responsable de la maladie, il est très résistant au froid, à la gelée, à la sécheresse, cependant très sensible à la chaleur, aux rayons solaires, aux rayons ultraviolets. Son réservoir est l'homme.

- *Mycobacterium africanum* dont le réservoir est strictement humain existe en Afrique de l'Ouest et du centre.
- *Mycobacterium bovis* a pour réservoir les bovidés, mais peut se transmettre à l'homme par le lait non pasteurisé ou non bouilli.
- *Mycobacterium macroti* peut aussi causer la tuberculose

Ces espèces constituent le « Complexe tuberculosis », ces sont des bactéries immobiles, acido-alcoolo-résistantes (BAAR), non sporulées, aérobies, intra et extracellulaires.

M. africanum, macroti et canetti n'infectent pas d'habitude les adultes bien portants **(16)**.

2.2-Transmission

La transmission de *Mycobacterium* se fait essentiellement par voie aérienne, par les gouttelettes infectantes (gouttelettes de Pflüge) se trouvant dans l'air, projetées par le Malade au cours de la toux, d'éternuement, de rire ou bien lorsqu'il parle. En effet au cours d'un effort de toux, plus de 3500 mycobactéries sont projetées dans l'atmosphère et plus d'1 million au cours d'un éternuement **(17)**, d'où la nécessité d'aérer le logement du tuberculeux pour éviter l'inhalation de ces particules par les personnes à proximité.

Mycobacterium bovis peut être transmis par voie digestive, débutant par les lymphatiques trachéaux ou intestinaux, après la consommation de viande de bœuf infecté.

Le risque de contamination est élevé chez les Patients toussant et vivant dans une chambre close ou non aérée. Cependant les Patients sous traitement sont 50 fois moins contagieux que ceux qui ne sont pas sous les antituberculeux. Et les recherches ont montré qu'après 2 semaines de traitement le Patient n'est presque plus contagieux **(9)**.

2.3-Facteurs de risque

Age : La TB peut atteindre les individus de tout âge, cependant les enfants de moins de 5 ans et les Vieux de plus de 70 ans sont les plus exposés, car à ces âges l'immunité est réduite, rendant ainsi l'individu vulnérable au BK.

Sexe : en general, les hommes sont plus touchés, 60% à 70% des cas. Cette différence peut s'expliquer par les habitudes sociales de vie.

Conditions sociales : La pauvreté, particulièrement dans les régions d'Afrique Sub-saharienne, en Asie et en Amérique Latine associée à la malnutrition, constitue un facteur prépondérant. Les conditions d'hygiène défavorables, la vie en communauté telle que dans les prisons, dans les camps des Réfugiés...L'urbanisation rapide, l'accroissement démographique.

Dépression Immunitaire : HIV /AIDS, Diabètes, la corticothérapie, chimiothérapie ou certaines maladies pulmonaires telles que la Silicose, les tumeurs endommageant le système immunitaire, exposent ainsi l'organisme à l'infection par la mycobactérie de la TB.

3-PHYSIOPATHOLOGIE

Lorsque les bacilles tuberculeux pénètrent par voie aérienne dans les alvéoles pulmonaires d'un sujet sain pour la première fois, ils sont phagocytés par les macrophages alvéolaires à l'intérieur desquels ils se multiplient. Ainsi donc d'autres macrophages et monocytes sont attirés et participent au processus de defense contre l'infection. Le foyer ainsi constitué est le foyer initial appelé chancre d'inoculation qui choisi le plus souvent comme site de prédilection le lobe moyen. Les bacilles sont en suite drainés par les macrophages vers les ganglions satellites. Le chancre d'inoculation se transforme alors en un tissu inflammatoire, cicatriciel fibreux dans lequel les macrophages contenant les bacilles sont isolés et meurent. Ce foyer peut ensuite évoluer pour devenir le siège d'une nécrose caséeuse, caractérisant la TB. Durant tout ce processus on peut assister au déclenchement du mécanisme de protection de voies aériennes telles que le reflex de toux et le système mucociliaire. La réactivation de ces lésions primaires calcifiées conduit à la TB post primaire typique avec des cavités, habituellement au niveau de l'apex ou lobe supérieur du poumon **(17)**.

Pendant la primo infection environ 90% des individus sont asymptomatiques, présentent donc des formes latentes, seulement 10% des individus manifestent la maladie **(17)**.

Cette première pénétration du BK a 2 conséquences générales sur l'organisme : d'une part c'est l'apparition d'un état d'hypersensibilité vis-à-vis de la tuberculine (allergie), le test de Mantoux permet d'explorer cette hypersensibilité retardée ; et d'autre part c'est l'immunité tuberculeuse, c'est-à-dire que l'organisme acquiert ainsi donc une certaine resistance vis-à-vis du BK.

4-PRIMO INFECTION TUBERCULEUSE(PIT)

4.1-Définition

C'est l'ensemble des manifestations anatomiques, radiologiques, immunologiques et biologiques qui accompagnent la première pénétration du bacille de Koch dans un organisme jusque là indemne. On l'appelle encore tuberculose Primaire ou tuberculose de primo infection.

4.2-Manifestations cliniques

Il existe 2 formes de la tuberculose, la forme latente et la forme patente ou active. La forme latente reste la plus commune avec près de 90% des cas, sans manifestations cliniques ou radiologiques et sont souvent découvertes fortuitement par le test à la tuberculine.

La forme active se manifeste par des signes non spécifiques qui consistent en une toux qui peut être sèche ou productive avec des expectorations mucopurulentes, dyspnées, douleurs thoraciques, fébricules, fatigue générale, sueurs nocturnes profuses et amaigrissement. L'examen physique peut retrouver des lymphadenopathies axillaires, hippocratisme digital.

4.3- Examens Complémentaires

Radiographie thoracique (RX thorax):

Elle est systématique mais peut être normale ou peut montrer des anomalies non spécifiques telles que nodule (chancre d'inoculation), le plus souvent visible dans le lobe moyen, des adénopathies médiastinales unilatérales, hilaires, interbronchiques, ou latérotrachéales. Une pleurésie est rarement vue à ce stade.

IDR :

Encore appelé test à la tuberculine, dont le plus répandu est celui de Mantoux, c'est une technique qui permet d'explorer l'hypersensibilité retardée aux immunoglobulines mycobactériennes vis-à-vis desquels l'organisme garde une mémoire immunitaire soit à la suite d'une PIT par les bacilles tuberculeux ou soit à la suite d'une vaccination par le BCG.

C'est une technique qui consiste en l'injection de O,1 ml de la solution de tuberculine en intradermique stricte à la face antérieure de l'avant bras à la jonction du 1/3 supérieure et 2/3 inferieure à distance de toute cicatrice avec une aiguille intradermique fine et courte graduée en 0,01ml. La lecture se fait 72 heures après l'injection et consiste en l'observation de la réaction sur la peau : Soit la peau est normale soit elle est surélevée par une papule plus ou moins rouge en son centre. La mesure de l'érythème papuleux est faite avec une règle graduée. Le résultat est toujours exprimé en mm et interprété comme suit :

- ≥ 10 mm : réaction positive et le sujet a été probablement infecté ou vacciné
- ≤ 5 mm : réaction négative et le sujet n'a probablement jamais été infecté ou vacciné.
- 5 à 9 mm : douteux

Cependant certains sujets infectés peuvent avoir une réaction négative en raison d'une maladie grave ou immunodépression telles que SIDA, corticothérapie, ou certaines cures par immunosuppresseurs ou certaines maladies anergisantes comme Sarcoïdose, coqueluches et rougeole mais aussi la malnutrition et les âges avancés.

La répétition du test de Mantoux peut entraîner une réaction d'hypersensibilité locale en dehors d'une infection par le bacille de Koch, c'est pourquoi si un 2ème test est nécessaire, il est préférable de le faire au plus tard une semaine après le 1er.

Bactériologie : le bacille est rarement isolé dans les prélèvements à ce stade.

4.4- Evolution et complications

L'évolution de la PIT se fait vers la guérison habituellement, avec disparition des signes cliniques en quelques jours, parfois des séquelles radiologiques : calcification du nodule et/ou ganglion hilaire.

Elle peut se compliquer parfois chez l'immunodéprimé ou Nourrisson par voie hématogène à partir du nodule (responsable d'une Miliaire tuberculeuse, méningite tuberculeuse, ou d'une atteinte osseuse) ou d'une dissémination par voie bronchique à partir de la fistulisation d'un ganglion (responsable de troubles ventilatoires, de bronchectasie ou de tuberculose pulmonaire).

4.5- Diagnostics différentiels

Devant Erythème Noueux :

. Sarcoïdose, rhumatisme articulaire aigu, certains médicaments.

Devant les adénopathies:

. Sarcoïdose, lymphomes, métastases et infections.

5-TUBERCULOSE PULMONAIRE

5.1- Définition

C'est la complication de la PIT due à la dissémination du BK par voie bronchique survenant chez un sujet précédemment infecté soit par aggravation progressif du foyer initial, soit par réactivation endogène des bacilles restés quiescent, soit par réinfection exogène.

5.2- Etude Clinique

Les signes cliniques sont constitués des plaintes non spécifiques : toux progressive et productive avec des expectorations mucopurulentes, dyspnées, douleurs thoraciques, hémoptysie de petite abondance ou sous forme de crachats hémoptoïques est un signe alarmant qui conduit le Patient à la consultation.

Les signes Généraux sont: fébricule de 38°C, sueurs nocturnes profuses, altération de l'état général avec asthénie, anorexie et amaigrissement. Leur persistance doit inquiéter.

L'Examen Physique : est celui d'une infection respiratoire aigue, subnormale, râles crépitant, bronchiques, syndrome de condensation.

5.3-Examens Complémentaires

Radiographie du thorax : peut montrer des images évocatrices

- **Nodules :** sont des opacités arrondies à limite nette et de taille variable (micronodule inf. à 3 mm de diamètre, nodule 3 mm- 1 cm, macro nodule supérieur à 1cm).
- **Infiltrations ou opacités en nappe :** sont des contours irréguliers, peu denses et de taille variable parfois étendues à tout un lobe (lobe supérieur le plus souvent).
- **Cavernes :** sont les images les plus évocatrices de la tuberculose pulmonaire. Ces sont des hyper clartés limitées par une paroi relativement épaisse, prolongée souvent par les lignes opaques parallèles dirigées vers le hile, correspondant à la bronche de drainage.

La recherche de bacilles acido-alcoolo-résistantes (BAAR) dans les crachats :

C'est l'examen bactériologique de l'expectoration, il constitue la méthode de référence pour le diagnostic de la tuberculose dans les pays pauvres à cause sa disponibilité, son coût abordable, sa rapidité et sa simplicité.

C'est une technique qui consiste à prélever les expectorations du Patient, avant de débuter la chimiothérapie. A cet effet 3 séries d'échantillons sont recueillis en 3 jours consécutifs, très tôt le matin dans des tubes propres et conduits le plus tôt possible au laboratoire.

Cependant cette technique semble plus difficile en application en dehors des malades hospitalisés. Chez le Patient non hospitalisé, il est recommandé de recueillir 3 échantillons en 2 jours consécutifs, le 1er pendant la consultation, puis un tube est remis au Patient pour recueillir lui même le 2eme, le lendemain très tôt. Quand le Patient revient le jour suivant pour déposer son échantillon, le 3ème et dernier prélèvement sera aussitôt fait.

Dans certains cas extrêmes, ou chez les enfants qui ne peuvent pas expectorer, le tubage gastrique ou la bronchoscopie est fait pour obtenir l'échantillon.

Dans le cas où le centre sanitaire serait dans l'impossibilité d'envoyer immédiatement les échantillons au laboratoire, il est demandé de les conserver au réfrigérateur.

La méthode de coloration la plus avantageuse est celle de Ziehl-Neelsen. On recouvre le frottis de fuchsine phéniqué puis après on le chauffe pour le colorer. Le frottis est ensuite décoloré successivement par l'acide sulfurique et l'alcool. Le frottis doit être complètement décoloré puis recoloré avec du bleu de Méthylène. Le bacille reste coloré en rouge par la fuchsine, et cette coloration résiste à l'acide et à l'alcool d'où le nom de Bacille Acido-Alcoolo-Résistant (BAAR).

Lecture au Microscope :

On utilise le microscope optique binoculaire. Les bacilles tuberculeux apparaissent comme des fins bâtonnets rouges, groupés par pairs en âmats ou soit isolés sur le fond bleu. Ces bacilles sont grossis puis comptés. L'UICTMR a proposé un code de lecture du nombre de BAAR par 100 champs.

Tableau I : **Code de lecture de nombre de BAAR (11)**

Nombre de BAAR	Code utilisé
Pas de BAAR pour 100 champs	0
1 à 9 BAAR pour 100 champs	Nombre exact de BAAR
10 à 99 BAAR pour 100 champs	+
1 à 10 BAAR par champs	++
Plus de 10 BAAR par champs	+++

Cet examen possède néanmoins une faible sensibilité, car pour s'affirmer positif, l'échantillon doit contenir au minimum 10.000 bacilles par millitre et donc seule la tuberculose cavitaire peut produire facilement cette quantité de germe **(11)**. D'où de nombreux cas de tuberculose à bacilloscopie negative, justifiant la culture. Mais on peut aussi avoir des cas de mauvaise interprétation comme les faux-positifs, confondant *Mycobacterium tuberculosis* aux autres Mycobactéries.

Culture

La culture est l'examen le plus sensible pour le diagnostic de certitude de la tuberculose **(17)**, c'est aussi l'examen le plus approprié pour l'évaluation et le suivi du Patient sous traitement. Cependant ses inconvénients relèvent de son coût exorbitant, sa complexité et sa longue durée pour obtenir le résultat, au moins 4 à 8 semaines.

Méthode: elle commence par la décontamination de l'échantillon, qui consiste à tuer les autres bactéries concomitantes par les antiseptiques basiques.

La 2ème étape est la centrifugation et la neutralisation. En effet l'échantillon est centrifugé, on procède à l'élimination du produit surnageant, et le culot restant est neutralisé par un acide faible.

La 3ème étape consiste à ensemencer le produit obtenu après centrifugation dans 2 tubes au moins contenant un milieu de culture spécifique, dont le plus connu est celui de Löwenstein-Jensen.

La dernière étape est la mise à l'étuve, au cours de laquelle les tubes ensemencés sont placés dans une étuve à 37°C pendant 6 à 12 semaines permettant aux mycobactéries de pousser jusqu'à être visibles même à l'œil nu.

Lecture et Identification : les colonies des mycobactéries sont visibles à l'œil nu à la surface du milieu de culture sous forme de « chou-fleur », arrondies, à surface sèche et rugueuse. Ces colonies sont ensuite identifiées par des critères selon leur aspect macroscopique et par leur réponse à des tests biochimiques. Par exemple les colonies de *Mycobacterium tuberculosis* ont une activité catalasique thermolabile (positive à 22°C détruit par la chaleur à 68°C), une activité nitrate réductase, et elles accumulent l'acide nicotinique ou niacine qui peut être révélé par le niacine-test. Dans les autres cas il s'agit d'une autre mycobactérie qu'il faudra identifier (*M. bovis*, BCG ou mycobactéries atypiques).

Tableau II : Caractères différentiels de *M. tuberculosis*, *M. bovis*, du BCG et des mycobactéries atypiques (11).

Mycobateries	Aspects des colonies	Niacine	Nitrate	Catalase 22°C	Catalase 64°C
tuberculeuse	R	+	+	+	-
Bovis	S	-	-	+	-
BCG	R	-	-	+	+
Atypiques	V	V	V	+	+

R = rough (rugueux), S = smooth (lisse), V = variable

Un autre code a été adopté, exprimant le nombre des colonies par tube.

Tableau III : Code de lecture des colonies des bacilles tuberculeux (11).

Nombres de colonies	Code de lecture
moins de 10 colonies	+
10 à 100 colonies	++
plus de 100 colonies	+++
Incomptable	incomptable

Bronchoscopie : elle permet de faire une biopsie pour l'examen histologique et microbiologique.

Biopsie : est un échantillon obtenu des adenopathies, plèvre ou des lésions solides du poumon (tuberculome).

5.4- Evolution et Complications

Sous traitement adéquat la tuberculose évolue favorablement, les signes cliniques disparaissent en quelques semaines, la coloration Z-N peut être negative au bout de 2 à 5 mois. Les anomalies radiologiques peuvent persister plusieurs mois, voir même après le traitement.

Sans traitement, ou parfois même en présence du traitement, la maladie peut évoluer vers des complications :

Hémoptysie : C'est le rejet du sang rouge vif par la bouche après un effort de toux.

Pleurésie tuberculeuse : elle peut être uni ou bilatérale, isolée ou associée à l'atteinte d'une autre séreuse. A la macroscopie, le liquide est d'aspect citrin, ou serofibrineux; la microscopie montre une richesse en lymphocytes, le BK est rarement isolé. A la biochimie le liquide est riche en Protéine donc un exsudat ($\geq$ 30 g/l) et supérieur à 50% de la concentration sérique en protéine, une concentration normale ou basse en glucose et un pH généralement inferieur à 7,2 **(17)**.

La TB peut se compliquer de pneumothorax, bronchectasie, insuffisance respiratoire chronique ou méningite tuberculeuse.

5.6- Diagnostics Différentiels :

Toutes les causes de l'érythème noueux doivent être éliminées : sarcoïdose, rhumatisme articulaire aigu, certains médicaments. Les causes des adénopathies médiastinales doivent être éliminées aussi: Sarcoïdose, Lymphomes, Métastases. Dans tous les cas la coloration de Z-N et l'isolement du BK à la culture pourront donner un éclaircissement sur l'ambiguïté.

6-TUBERCULOSE EXTRAPULMONAIRE
A-Miliaire Tuberculeuse
1-Définition

C'est la complication de la PIT due à la dissémination du BK par voie hématogène à partir du nodule vers différents organes et s'exprimant radiologiquement par des micronodules bilatéraux disséminés en « grain de mil » de 1 à 2 mm de diamètre.

Il représente 10% de la tuberculose extrapulmonaire, et met le pronostic vital du patient en jeu.

2-Etude clinique

Circonstances de découverte : elle peut se présenter sous des formes banales avec des signes non spécifiques avec fièvre, amaigrissement, sueurs nocturnes, anorexie et asthénie.

L'examen physique peut retrouver une hépatomégalie, une splénomégalie et des lymphadenopathies.

L'effusion pleurale et insuffisance respiratoire aigue doivent être recherchées. Exceptionnellement elle peut se présenter sous forme de méningite tuberculeuse. L'examen physique est sans particularité au début, mais plus tard le tubercule choroidal de couleur jaunâtre ou blanche peut être retrouvé dans les yeux.

3-Examens complémentaires

Radiographie du thorax : Elle peut montrer l'image typique : images micronodulaires (1 - 2 mm) disséminées régulièrement et reparties dans les 2 champs pulmonaires, mal pénétrées.

A un stade initial la radio peut être normale d'où l'intérêt du scanner.

Le test de Mantoux : IL est souvent négatif car soit fait en phase ante-allergique, soit anergie tuberculinique correspondant à un état d'immunodépression.

Recherche de BAAR dans les crachats : En général négative

Fond d'Œil: systématique devant une radiographie évocatrice. Peut montrer : Tubercules de Bouchut ou Œdème papillaire.

Biopsie : Est faite en trans-bronchiale et peut être positive avant toute anomalie sur la radiographie pulmonaire.

Culture : Est réalisée sur des prélèvements faits sur le foie ou la moelle osseuse.

Ponction lombaire : systématique devant une radiographie évocatrice.

4-Diagnostics Différentiels

On doit exclure le *Mycoplasma pneumoniae* et la sarcoïdose, qui peuvent mimer sur la radiographie pulmonaire l'apparence de la miliaire tuberculose.

La fièvre typhoïde, la septicémie, l'endocardite, l'infection respiratoire aigue, la staphylococcie pulmonaire et la pneumoconiose devaient aussi être recherchées et éliminées. Dans tous les cas les investigations pourront faire la différence.

B-TUBERCULOSE URO-GENITALE

C'est l'infection de l'appareil génital et urinaire due à *Mycobacterium tuberculosis*. C'est la 3ème localisation après le poumon et les os. Elle met en jeu le pronostic fonctionnel renal, même après la guérison à cause des séquelles.

1-Etude Clinique

Circonstances de découverte :

- manifestations urinaires à type de cystite, fréquemment associées à une pollakiurie ou une impériosité mictionnelle, brûlure mictionnelle ou pyurie. Elle peut être découverte devant une hématurie terminale ou totale mais isolée et indolore.

- Mais aussi devant des douleurs lombaires à type de colique néphrétique ou lombalgie atypique.
- Manifestations génitales : à type d'orchiépididymite, subaiguë, rebelle au traitement ordinaire.
- Découverte fortuite : suite à un bilan

L'Examen physique consiste l'épreuve mictionnelle pour rechercher une pyurie, une hématurie ou une dysurie, l'examen des fosses lombaires à la recherche de voussure lombaire, gros rein et l'examen des organes génitaux externes puis les touchers rectaux à la recherche des nodules prostatiques ou indurations des vésicules séminales

2-Examens Para cliniques

Biologie : La numération formule sanguine montre une hyperleucocytose la vitesse de sédimentation érythrocytaire est accélérée, la culture permet d'isoler le BK.

Imagerie : L'urographie intraveineuse, après évaluation de la fonction rénale permet de montrer l'anomalie.

Histologie : Elle montre un granulome tuberculeux

3-Diagnostics Différentiels

- La bilharziose urinaire doit être évoquée devant une hématurie, des signes de cystite. Mais la cystoscopie + la biopsie montrent l'aspect de vessie bilharzienne
- La lithiase urinaire : l'hématurie, un trouble mictionnel, mais UIV précise le siège.
- Le cancer rein : l'histologie confirme le diagnostic

C-MAL DE POTT

C'est une infection par le BK des corps vertébraux et du disque intervertébral, également appelé spondylodiscite tuberculeuse. Elle peut toucher tous les segments du tronc vertébral.

C'est la plus fréquente des localisations ostéo-articulaires et constitue une urgence thérapeutique du fait de sa localisation menaçant l'axe nerveux.

C.1-Etude Clinique

Circonstances de découverte :

- Rachialgies : Les douleurs mécaniques dorsolombaires ou les cervicalgies de début brutal ou chronique. Ces douleurs sont de caractère inflammatoire tantôt inconstant tantôt permanent à recrudescence nocturne, non soulagées par le repos et entrainant une impotence fonctionnelle d'autant plus importante que l'évolution est chronique.
- La découverte à la radiographie vertébrale systématique.

Signes Généraux : Ils sont variables et inconstants, consistent en fièvres nocturnes, frissons, asthénie, amaigrissement et anorexie.

L'Examen physique : peut mettre en évidence des douleurs rachidiennes provoquées par la palpation de la ligne des épineuses, une rigidité rachidienne segmentaire, une saillie anormale. Des signes de compression neurologique peuvent être retrouvés à type de modification des reflexes osteotendineux, d'hyper agitation, un Babinski bilatéral, troubles de sensibilité, sciatique, cruralgie, névralgie.

L'abcès froid peut être découvert le plus souvent d'une tuméfaction froide, fluctuante para vertébrale.

C.2-Examens Para cliniques

L'**hémogramme** : Il montre une leucocytose d'importance variable mais inconstante.

La **VS** est normale ou augmentée

La **radiographie du Rachis** : C'est l'examen de première intention, il peut montrer une spondylodiscite débutante, un écrasement de disque ou une disparition totale, une cyphose ou un tassement vertébral.

La **TDM** rachidienne (avec injection IV de produit de contraste iodé): Peut montrer

- Des anomalies osseuses : érosions des plateaux vertébraux, géodes des corps vertébraux
- Une hypodensité discale : très évocatrice du diagnostic
- Des abcès des parties molles para vertébrales,
- Une image d'épidurite infectieuse

L'**IRM**: montre mieux la morphologie de la lésion.

C.3-Evolution et Complications

Non traité, le mal de Pott peut se compliquer d'une tétraplégie, paraplégie, troubles respiratoires par abcès retro pharyngé, mais aussi des séquelles à type de cyphose peuvent être observées

C.4-Diagnostics Différentiels

- Spondylodiscites infectieuses non tuberculeuses : tableau infectieux bruyant, les manifestations ostéo-articulaires sont rares, l'hémoculture retrouve les germes.
- Métastases vertébrales
- Malformations congénitales

7-TRAITEMENT

Les buts du traitement consistent à guérir le malade, à couper la chaine de transmission, à éviter les multiresistances et à l'éducation sanitaire.

Les principaux moyens thérapeutiques sont basés sur la chimiothérapie qui est disponible pour la plupart des cas de TB. En effet les patients sont traités selon le DOTS (Directly Observed Treatment Short Course), ou traitement de courte durée sous supervision directe, recommandé par l'OMS. Il consiste à observer le patient avaler chaque dose de médicament. Les patients sont traités avec les antituberculeux de première ligne.

Tableau IV : Antituberculeux de 1ère ligne (17)

Medicaments	Posologie mg/Kg/j	Dose max/j	Presentation
Isoniazide (INZ)	5	300	cp 50 et 150 mg
Rifampicine (Rifa)	10	600	cp 150 et 300mg
Pyrazinamid (PZA)	15-30	2000mg	solution 100mg
Ethambutol (ETB)	15-25	1000mg	cp 500mg
Streptomycine (SMY)	15	100mg	injectable 1 g

Cependant, ces médicaments peuvent présenter certains effets indésirables, INH provoque une hepatotoxicité, une neuropathie périphérique, une hypersensibilité cutanée, un lupus érythémateux, et des troubles digestifs ; la Rifampicine entraîne une hepatotoxicité, des réactions immunoallergiques et des troubles digestifs ; la PZA provoque une hepatotoxicité et une hyperuricemie (goutte) ; l'ETB provoque une névrite rétrobulbaire et une toxicité rénale ; la SMY est responsable d'une ototoxicité et d'une réaction d'hypersensibilité.

L'INH est bactericide précoce et prévient d'une résistance. La vit C et l'aluminium baissent l'absorption de l'INH c'est pourquoi il est recommandé de les prendre à un intervalle de 2 heures des antituberculeux. La Rifa est bactericide précoce et prévient des résistances, c'est un puissant inducteur enzymatique et a des interactions avec des médicaments métabolisés par le foie tels que les antidiabétiques oraux, les antithrombolitiques, les digitaliques, les stéroïdes, la cyclosporine, les contraceptifs oraux....

La PZA est un stérilisant, l'ETB prévient de la resistance.

INH, Rifa, ETB, PZA et SMY sont contre-indiqués en cas d'allergie, SMY et ETB sont contre-indiqués en cas d'insuffisance renal ; INH, Rifa et PZY en cas d'insuffisance hépatique. PZA est contre-indiqué dans la goutte, ETB en cas de grossesse et des problèmes de vision. En cas de psychose, manies et dépression l'INH est contre-indiqué.

Le régime du traitement est divisé en 2 phases : une phase initiale ou phase intensive de durée de 2 mois, qui a pour objectif de tuer rapidement les MBT et empêcher le développement des résistances médicamenteuses ; et une phase d'entretien de 6 mois, phase pendant laquelle sont tués de façon intermittente les mycobactéries et le métabolisme actif des germes est moindre **(18)**. Pendant la phase de continuation les médicaments sont pris quotidiennement ou deux à trois fois par semaine et l'effet stérilisant de la thérapie élimine le reste des bacilles et entraine la résolution de la tuberculose **(19)**. Durant la phase initiale, les médicaments utilisés sont INH/Rifa/ETB/PZA et pendant la phase d'entretien, seuls sont utilisés ETM/INH.

A part les médicaments cités, il existe aussi les antituberculeux de 2ème ligne qui sont aussi utilisés dans le traitement de la TBP mais ces médicaments ne sont pas accessibles à la plupart des patients à cause de leurs prix élevés.

Au Nigeria seulement quelques hôpitaux privés en disposent à un coût variant entre 5.475 et 10.000 US dollars par patient par an **(20, 21)**.

Tableau V : Les antituberculeux de 2ème ligne (9)

Produits	Capreomycine	Kanamycine	PAS	Ethionamide	Cycloserine
Posologie mg/kg/j	15-30	15-30	150	15-30	10-20
Dose max/j	1g	1g	12g	1g	1g

Les formes injectables sont Kanamycine, capreomycine et amikacine (absent sur tableau), les formes orales sont éthionamide, Cycloserine et les PAS. Récemment les quinolones (Ofloxacin) sont devenues le médicament le plus utilisé dans le traitement de 2ème ligne de la TB **(17)**.

Kanamycine : KANA, est extracellulaire, bactericide, Ethionamide ou ETA, est extra et intracellulaire, bactericide, la Capreomycine est extracellulaire et bactericide, la Cycloserine est extra et intracellulaire bactericide et PAS (Para Amino Salicylic Acid) est extracellaire et bactericide.

Les antituberculeux de 2ème ligne sont indiqués dans le traitement de la tuberculose multiresistantes (MDR) pour 18 mois de traitement. Ils peuvent induire certains effets secondaires ; la capreomycine et la Kanamycine sont néphrotoxiques et peuvent entrainer des lésions du nerf VIII ; Ethionamide et PAS sont hépatotoxiques et peuvent causer de troubles digestifs, psychoses et rushs sont parfois observés dans l'utilisation de la cyclosérine.

Le bilan prétherapeutique n'est pas systématique, consiste en l'évaluation clinique du terrain, bilan paraclinique en présence des signes cliniques evoquantes.

La surveillance du traitement consiste en l'examen clinque, poids au début et à la fin de la phase initiale, puis au milieu de la phase d'entretien et à la fin du traitement.

Paracliniques: Radio: à J15, puis tous les mois jusqu'à la fin du traitement, ALAT, ASAT pour les Patients sous INH, Rifa, PZA, Acide Urique, pour les Patients sous PZA, Fond d'œil pour les Patients sous ETB.

Le traitement des patients TB va au-delà de la chimiothérapie. Compte tenu du fait que les patients sont beaucoup plus traités en ambulatoire, une éducation sanitaire appropriée doit être prise en considération pour non seulement le patient mais aussi pour sa famille. La sensibilisation au comportement psychosocial et particulièrement aux facteurs culturels aussi bien que l'expansion de l'usage de DOTS, peut fournir de l'amélioration de l'adhérence au régime thérapeutique et l'augmentation du taux de guérison **(22)**.

VACCINATION par le BCG

La vaccination par le BCG est une technique mise au point par les chercheurs Calmette et Guérin depuis 1921. C'est un vaccin contenant les bacilles vivants atténués, provenant de *Mycobactérium bovis*, ayant perdu sa virulence après avoir été cultivé au laboratoire. C'est le seul vaccin bactérien vivant

Le BCG est injecté dès l'enfance en intradermique, une dose de 0,1ml. IL est uniquement injecté aux individus dont le test de Mantoux est négatif.

Cependant son efficacité est quelquefois mise en doute. En effet le BCG ne protège pas à 100% contre la tuberculose mais il permet d'éviter de développer les formes graves et les recherches ont montré qu'il baisse à 70% le risque de développer la tuberculose.

CHAPITRE III

METHODOLOGIE

METHODOLOGIE

Lieu de l'étude

Cette étude a été réalisée à Maiduguri, capitale de l'Etat du Borno qui est l'un des 36 Etats du Nigeria. Il est situé dans la partie Nord-est du Nigeria, frontalière avec le Cameroun, le Tchad et le Niger et se positionne entre 11,5° et 13,5° latitude dans la savane soudanaise. Maiduguri est une ville cosmopolitaine avec 1,2 million d'habitants **(23)**. Les ethnies majoritaires sont Kanouri, Haoussa, Peulh et Buri. L'islam et le christianisme sont les religions les plus pratiquées. Les principales langues parlées sont l'anglais et le haoussa.

L'étude a été menée dans le CHU fédéral, à University of Maiduguri Teaching Hospital (UMTH), dans le département de Médecine interne qui comprend les unités de pneumologie, de cardiologie, des maladies infectieuses, de néphrologie, d'endocrinologie et de gastroentérologie. Mais notre investigation a été menée en pneumologie et en maladies infectieuses.

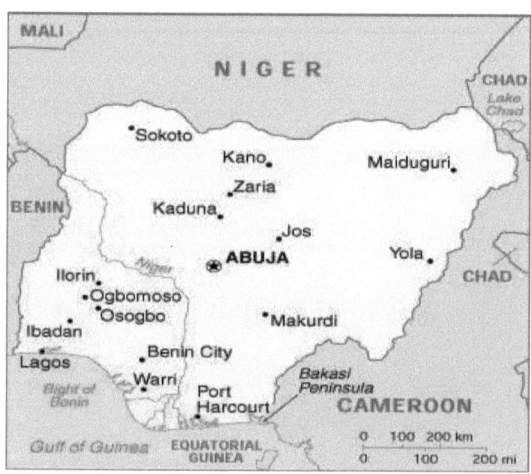

Figure 1 : carte du Nigeria ; Source : www.nigeria.org

Période d'Etude

Notre étude s'est étalée sur une période de 6 mois, de Janvier à Juin 2008

Type d'Etude

Notre étude était rétrospective descriptive transversale

Population d'Etude

Tout sujet ayant 15 ans révolus vivant dans la zone de l'enquête, ayant consulté à UMTH et satisfaisant aux critères d'inclusion.

Critères d'inclusion

Sont inclus dans cette étude :

1. Patients à bacilloscopie positive
2. patients à bacilloscopie negative répondant aux critères suivants :

- Au moins 3 crachats BAAR négatifs avec des anomalies radiologiques compatibles avec une TBP.
- Au moins 2 crachats BAAR négatifs collectés à 10 ou 15 jours d'intervalle avec des anomalies radiologiques non améliorées par une antibiothérapie à large spectre.
- Patient consentant ayant 15 ans révolus

Critères d'exclusion

- Patients présentant une tuberculose extrapulmonaire
- Patients dont le dossier médical est incomplet
- Patient non consentant

Taille de l'échantillon

La prevalence de la TBP est de 5% à l'Etat de Borno. La taille de l'échantillon est donc estimée en appliquant la formule suivante **(7)** :

$N = (Z_1-a)^2 (P)(1-P)/d^2$

Où N= taille de l'échantillon

a = niveau de signifiance (degré de tolérance de l'erreur).

Pour cette étude a = 0,05 ; Niveau de confiance = 95%

Avec un niveau de signification de 0,05 et un niveau de confiance de 95% pour l'étude descriptive, Z_1-a = 1.96.

P = meilleure estimation du taux de prevalence de la TBP de la revue de la littérature (5% pour cette étude)

d = précision absolue (5% pour cette étude)

d'où N= $(1.96)^2 (0,05)(0,95)/(0,05)^2$

= 72,99 approximativement 73

L'échantillon minimum calculé était donc de 73 cas. Mais notre taille d'échantillon a été augmentée jusqu'à 75 cas.

Considérations Ethiques

Tous les patients ont donné leur consentement par écrit sur une fiche (appendix) et une clairance éthique a été obtenue du comité d'éthique de l'University of Maiduguri Teaching Hospital (appendix). Les patients ont été informés de l'intérêt de l'étude et de leur liberté de se retirer de l'enquête à n'importe quel stade sans conséquence et la confidentialité a été aussi observée.

Analyse statistique

Toutes nos données ont été analysées sur l'ordinateur utilisant le logiciel SPSS version 11.0 (SPSS, III, Chicago, USA). Les tableaux et diagrammes utilisés pour l'illustration sont faits sur Microsoft Word et Excel Office 2007.

CHAPITRE IV

RESULTATS

RESULTATS

Fréquences générales

Durant la période de cette étude, de Janvier à Juin 2008, 533 patients ont été reçus en consultation dans les services de pneumologie et des maladies infectieuses. Parmi eux, 192 (36,02%) ont eu la TB. Parmi ces tuberculeux, 168 (87,5%) ont eu la forme pulmonaire, 24 (12,5%) les formes extra-pulmonaires et 63 (32,81%) l'infection par le VIH.

Notre étude a porté sur 75 patients qui avaient leur dossier médical complet avec des examens complémentaires complets. La moyenne d'âge des patients était 35,1 ± 14,2 ans avec des extrêmes de 17 et 74 ans.

Age et Sexe des patients

Sur 75 malades, 44 (58,67%) étaient de sexe masculin et 31 (41,33%) étaient des femmes (tableau VI et figure 2). La moyenne d'âge chez les hommes était de 38,2 ± 13,6 ans et 30,6 ± 13,9 ans chez les femmes. Le groupe le plus représenté était celui de 35 - 44 ans pour les hommes et 15 - 24 ans pour les femmes.

Profession

La plupart de nos patients étaient des ménagères 24 (32,00%), des étudiants 14 (18,5%), des fonctionnaires 11 (14,7%), des groupes des autres professions non spécifiques 10 (13,3%), des commerçants 10 (13,3%) et des cultivateurs 6 (8%) (Tableau VII et figure 3).

Indice de masse corporelle (IMC)

Trente et Six (48%) des patients avaient un IMC inferieure à 18,5 kg/m^2, 33 (44%) avaient une IMC entre 18,5 et 24,9 kg/m^2 et 6 (8%) avaient un IMC supérieur à 25 kg/m^2.

La moyenne de l'IMC était 18,9 ± 3,7 kg/m². Cependant la moyenne de l'IMC des hommes était 19,9 ± 3,7 kg/m² et 17.7 ± 33 kg/m² pour les femmes comme illustrée dans le tableau VIII et la figure 4.

Symptomes

Tous les patients avaient la toux (100%), 59 (78.7%) avaient une altération de l'état general, 47 (62,7%) avaient une fébricule, 40 (53.3%) avaient un amaigrissement, 27 (36%) avaient des dyspnées, 24 (32%) avaient une douleur thoracique, 24 (32%) avaient des sueurs nocturnes profuses, 18 (24%) l'asthénie, 16 (21 , 30%) l'hémoptysie, 13 (17, 30%) une notion de contage et 11 (14,7%) une anorexie (tableau IX et figure5).

Examen Physique

A l'examen physique 59 (78,7%) patients avaient une pathologie thoracique, 14 (18,7%) un examen du système gastro-intestinal anormal, 3 (4%) une pathologie du système urogénital et 3 (4,00%) un examen neurologique anormal. Trente et huit patients (50,7%) avaient été vaccinés par le BCG.

Recherche de BAAR dans les crachats

Soixante (80%) avaient une bacilloscopie positive contre 15 soit 20% des patients à bacilloscopie négative. A la macroscopie, 59 (78.7%) avaient une expectoration mucopurulente, 14 (18,7%) une expectoration purulente et seulement 2 (2,7%) avaient des traces de sang dans l'expectoration.

Statut VIH et recherche de BAAR

Vingt et six patients (34,6%) avaient une sérologie VIH positive parmi lesquels 22 (84,61%) avaient une bacilloscopie positive et 4 (15.39%) avaient une bacilloscopie negative (tableau VIII).

Statut VIH et test de Mantoux

Cinquante et un patients (68%) avaient un test de Mantoux positif, 17 (22,7%), un test de Mantoux négatif et 7 (9,3%) n'avaient pas fait leur test. Parmi les 49 patients testés négatifs à la sérologie VIH 37 (75,51%) avaient un test de Mantoux positif alors que parmi les 26 testés positif au VIH, 14 (53,84%) avaient un test de Mantoux négatif.

Radiographie Thoracique

Le tableau XIV montre la distribution de la présence des lésions sur la radiographie thoracique. Trente huit patients (50,7%) avaient des lésions cavitaires, 18 (24%) des infiltrations, 11 (14,7%) des nodules et 8 (10,70%) des lésions non spécifiques. L'extension de la lésion avait une distribution suivante : 47 patients (62,70%) avaient une lésion impliquant plus d'un lobe, 18 (24%) avaient une lésion du lobe supérieur seulement, 5 (6,70%) une atteinte du lobe moyen et 5 (6,70%) avaient une atteinte du lobe inferieur, comme le montre le tableau XV. La localisation des lésions est illustrée dans le tableau XIV. Vingt et sept patients (36,00%) avaient des lésions bilatérales, 25 (33,30%) une lésion localisée au niveau du champ pulmonaire droit et 23 (30,70%) une localisation du côté gauche.

Tests hépatiques et sanguins

La NFS, les transaminases, la bilirubinémie, la phosphatase alcaline, et l'uricémie avaient été réalisées uniquement dans le cadre d'apparition des nouveaux symptômes. La VS était le plus souvent élevée comme illustré dans le tableau XXI. La fonction hépatique était évaluée avant et chaque deux semaines jusqu'à la normalisation chez les patients avec des hépatopathies chroniques. Aucun cas d'hepatotoxicité n'avait été observé au cours de notre étude.

Traitement

Tous les patients étaient traités selon la recommandation DOTS, les médicaments utilisés à UMTH étaient : rifampicine (150 mg) / isoniazide (100 mg) RH en une combinaison moléculaire, Ethambutol (400 mg) E et pyrazinamide (400 mg).les patients étaient sous le régime RHEZ par jour pendant deux mois considéré comme la phase intensive. Puis HE (150 mg/ 400 mg) sous forme de combinaison moléculaire pour les six mois de la phase d'entretien ou de continuation, pendant la phase intensive le patient devait avaler les antituberculeux en présence du personnel sanitaire. Mais pendant la seconde phase les médicaments étaient avalés par le patient en présence du personnel seulement mensuellement puis au cours de chaque visite.

Tableau VI. Répartition de 75 patients en fonction de l'âge et du sexe

Groupes d'ages	Femme (%)	Homme (%)	Total (%)
15-24	8(10,67)	10(13,33)	18(24,00)
25-34	8(10,67)	9(12,00)	17(22,67)
35-44	14(18,64)	8(10,66)	22(29,33)
45-54	4(5,33)	3(4,00)	7(9,33)
55-64	8(10,67)	1(1,33)	9(12,00)
65-74	2(2,66)	0(0,00)	2(2,66)
Total	44(58,67)	31(41,33)	75(100,00)

La moyenne d'âge des patients = 35,1 ± 14,2 ans

La moyenne d'âge des hommes = 38,2 ± 13,6 ans

La moyenne d'age des femmes = 30,6 ± 13,9 ans.

Tableau VII. Répartition de 75 patients en fonction de la profession

Professions	Nombres (%)
Menageres	24(32,00)
Etudiants	14(18,70)
Fonctionnaires	11(14,70)
Commercants	10(13,30)
Cultivateurs	6(8,00)
Autres	10(13,30)
Total	75(100,00)

Tableau VIII. Répartition de 75 patients en fonction de leur IMC (indice de masse corporelle)

Grpe d'IMC (kg/m²)	Homme (%)	Femme (%)	Total (%)
< 18, 5	*16 (21, 33)*	20 (26, 67)	36 (48, 00)
18, 5 – 24, 9	23 (30, 67)	10 (13, 33)	33 (44, 00)
≥25	5 (6, 67)	1 (1, 33)	6 (08, 00)
Total	44 (58, 67)	31 (41, 33)	75 (100,00)

Moyenne d'IMC des patients = 18, 9 ± 3, 7 kg/m²
Moyenne d'IMC des Hommes = 19, 9 ± 3, 7 kg/m²
Moyenne d'IMC des Femmes = 17, 7 ± 3, 3 kg/m²

Tableau IX : Répartition des patients en fonction de leurs symptômes

Symptomes	Nombre (%)
Toux	75 (100, 00)
Fébricule	47 (62, 70)
Amaigrissement	40 (53, 30)
Dyspnée	27 (36, 00)
Douleur thoracique	24 (32, 00)
Sueurs nocturnes profuses	24 (32, 00)
Asthenie	18 (24, 00)
Hémoptysie	16 (21, 30)
Notion de contage	13 (17, 30)

Tableau X : répartition de 75 patients en fonction de l'aspect macroscopique des crachats

Expectoration	Nombre (%)
Mucopurulent	59 (78,70)
Purulent	14 (18,70)
Trace de sang	2 (2,70)
TOTAL	75 (100,00)

Tableau XI : Répartition de 75 patients en fonction du résultat de la recherche de BAAR dans les crachats

Recherche de BAAR	Nombre (%)
Positive	60 (80%)
Negative	15 (20%)
TOTAL	75 (100%)

Tableau XII: Répartition de 75 patients en fonction du statut HIV et de la recherche de BAAR

Recherche de BAAR	HIV positif (%)	HIV négatif (%)	Total (%)
Positive	22 (29, 30)	38 (50, 70)	60 (80, 00)
Negative	4 (5, 30)	11 (14, 70)	15 (20, 00)
Total	26 (34, 60)	49 (65, 40)	75 (100, 00)

Tableau XIII: Distribution de 75 patients en fonction du statut HIV et du résultat du test de Mantoux

Test de Mantoux	HIV positif	HIV négatif	Total
Positif	14 (18, 7)	37 (49, 30)	51 (68, 00)
Négatif	12 (16, 00)	5 (6, 80)	17 (22, 70)
non fait	0	7 (9, 3)	7 (9, 30)
Total	26 (34.60)	49 (65, 40)	75 (100, 00)

Tableau XIV : Répartition des patients en fonction de présence des lésions à la radiographie du thorax

Lésions	Nombre (%)
Cavités	38 (50, 7)
Infiltrations	18 (24, 0)
Nodules	11 (14, 7
Autres	8 (10, 7)
TOTAL	75 (100, 0)

Tableau XV : Répartition des patients en fonction de l'extension des lésions à la radiographie du thorax

Lobe	Nombre (%)
>1 lobe	47 (62, 60)
Lobe sup	18 (24, 00)
Lobe moyen	5 (6, 70)
Lobe inf.	5 (6, 70)
TOTAL	75 (100, 00)

Tableau XVI : Répartition de 75 patients en fonction de la localisation des lésions

Champs pulmonaire	Nombre (%)
Bilateral	27 (36, 0)
Droit	25 (33, 3)
Gauche	23 (30, 7)
TOTAL	75 (100, 00)

Tableau XVII: Répartition de 75 patients en fonction du pourcentage des éléments figurés du sang (EFS).

Groupe d'EFS (%)	Number (%)
0, 1 - 0, 19	2 (2, 70)
0, 20 - 0, 29	21 (28, 00)
0, 30 - 0, 39	19 (25, 30)
0, 40 - 0, 49	11 (14, 70)
Non fait	22 (29, 30)
TOTAL	75 (100, 00)

Tableau XVIII : Répartition de 75 patients en fonction du taux des globules blancs

Groupe des leucocytes (10^3 / ml)	Nombre (%)
0 - 4, 9	15 (20, 00)
5 - 9, 9	25 (33, 30)
10 - 14, 9	11 (14, 70)
15 - 19, 9	3 (4, 00)
Non fait	21 (28, 00)
TOTAL	75 (100, 00)

Tableau XIX : Répartition de 75 patients en fonction du taux des polynucléaires neutrophiles

Groupe des Neutrophiles (%)	Nombre (%)
0 - 19, 9	2 (2, 70)
20 – 39, 9	6 (8, 00)
40 – 59, 9	13 (17, 30)
60 – 79, 9	22 (29, 30)
80 – 99, 9	8 (10, 70)
Non fait	2 4 (32, 00)
TOTAL	75 (100, 00)

Tableau XX : Répartition de 75 patients en fonction du taux des Lymphocytes

Groupe des Lymphocytes (%)	Nombres (%)
0 – 19, 9	10 (13, 30)
20 – 39, 9	29 (38, 70)
40 – 59, 9	11 (14, 70)
60 - 79, 9	2 (2, 70)
Non fait	23 (30, 70)
TOTAL	75 (100, 00)

Tableau XXI : Répartition de 75 malades en fonction de la VS

Niveau de VS	Nombre (%)
Elevé	36 (48, 00)
Normal	5 (6, 70)
Non fait	34 (46, 30)
TOTAL	75 (100, 00)

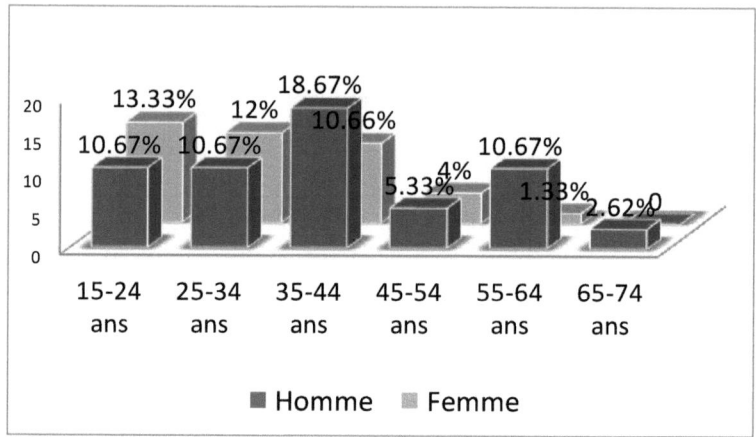

Figure 2. Diagramme de répartition des patients en fonction de l'âge.

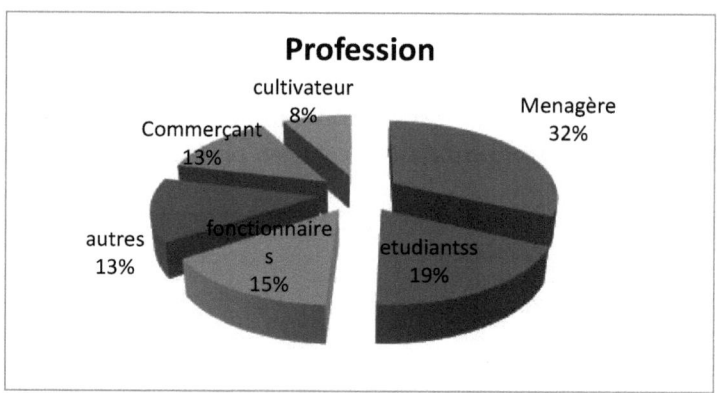

Figure 3. Répartition des patients en fonction de la Profession

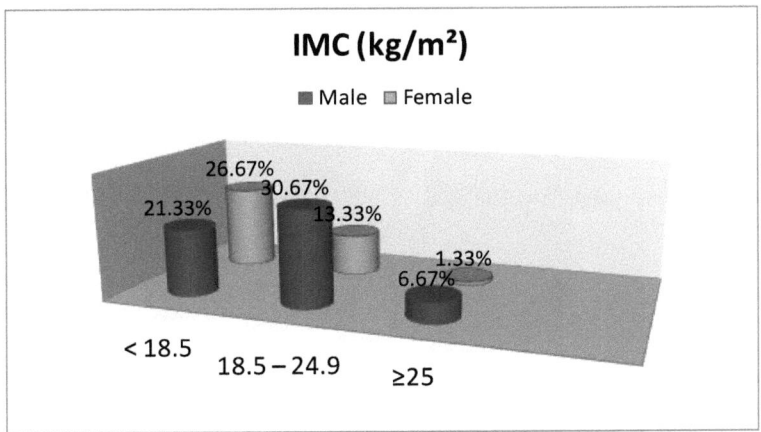

Figure 4. Répartition de l'IMC des patients

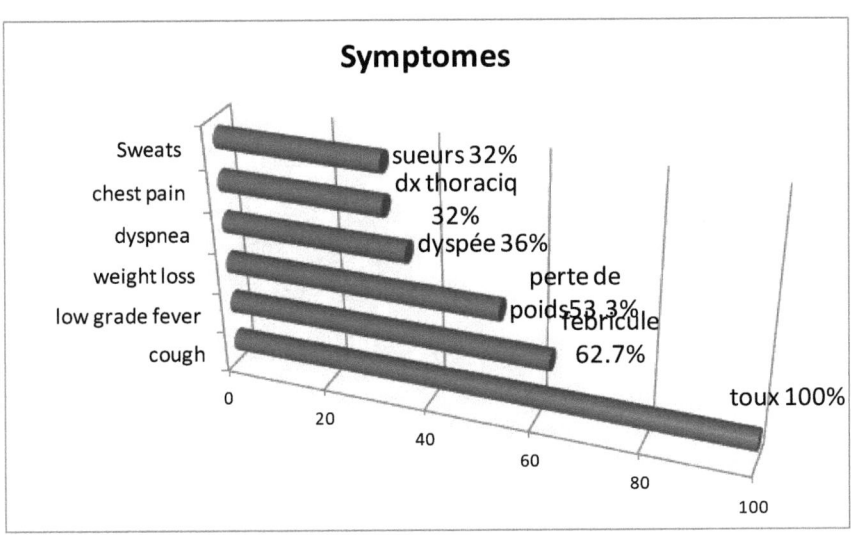

Figure 5. Répartition des symptomes des patients

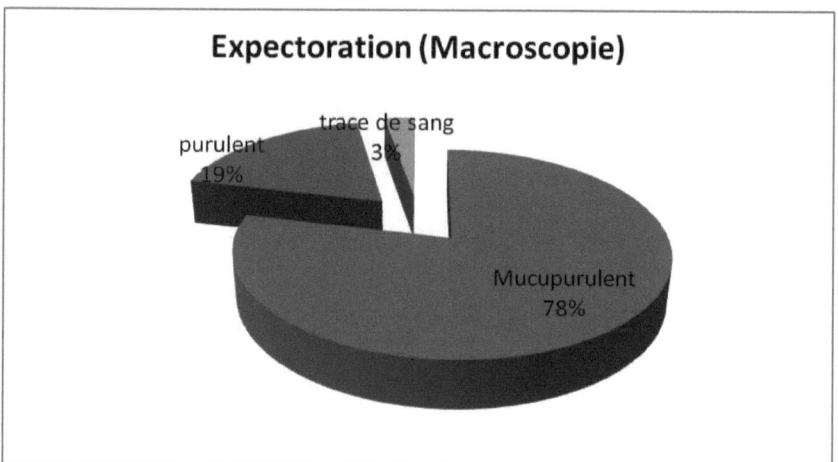

Figure 6. Répartition des patients en fonction de l'aspect macroscopique des crachats.

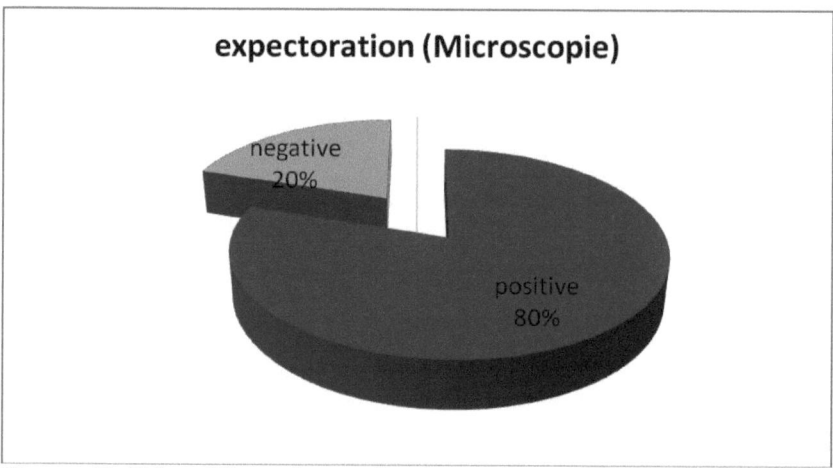

Figure 7. Répartition des patients en fonction des résultats de la recherche de BAAR dans les crachats

CHAPITRE V

COMMENTAIRES

DISCUSSIONS

COMMENTAIRES ET DISCUSSIONS

Epidémiologie

Durant la période de notre étude, la tuberculose avait constitué 34.02% de motif de consultation dans les services de pneumologie et des maladies infectieuses à UMTH. Ce résultat confirme que la TB reste endémique au Nigeria, particulièrement au Borno state.

La tuberculose pulmonaire représentait 87, 50% des cas et 12, 50% des cas étaient des formes extra pulmonaires.

Parmi les patients portant la forme pulmonaire, 32, 81% avaient une sérologie VIH positive. Ce résultat n'était pas loin de celui rapporté au niveau national 27% **(8)**. Mais il était cependant différent de celui trouvé en 2003 au sud du Soudan (0,8%) **(24)** où l'association VIH-TB était très basse.

Age et Sexe

Les âges des patients étaient repartis de 17 à 74 ans avec une moyenne de 38,2 ans pour les hommes et 30,6 ans pour les femmes. Le groupe d'âge le plus atteint était celui de 15-38 ans. Un résultat similaire avait été rapporté au sud du Nigeria par Wokoma **(25)**, au Mali par Traoré B Y **(26)** et au Kenya par Joel KK et Nikolas **(27)**. Ce résultat montre que la TBP concerne beaucoup plus les jeunes, donc la partie productive de la population et contribuant ainsi au sous développement de beaucoup de pays au Sud du Sahara.

58,67% des patients étaient des hommes et 41,33% des femmes. Ainsi la TBP était beaucoup plus prédominant chez les hommes que chez les femmes. Cela peut en effet être expliqué par le mode vie et les facteurs socioculturels tels que les guerres et les migrations.

Profession

Vingt et quatre (32%) patients étaient des ménagères, 14 (18,5%) des étudiants, 11 (14,7) des fonctionnaires, 10 (13,3%) autres professions non spécifiques, 10 (13,3%) des commerçants, 6 (8%) des cultivateurs. Ainsi donc le groupe d'individus sans accès au media (Ménagères, commerçants, autres) constituaient la plus grande partie, cela peut s'expliquer par le manque de connaissance des modes de transmission ou de prévention de TBP.

IMC

La moyenne de l'IMC était de 17, 7 kg/m² pour les femmes et 19, 9 kg/m² pour les hommes. On peut retenir donc de ce résultat que la TBP ne concernait pas beaucoup les personnes obèses mais plutôt les individus en sous poids ou de poids normal. Cela peut s'expliquer par le fait que les personnes tuberculeuses soient du groupe social malnutri.

Symptômes

La toux, l'altération de l'état général, la fébricule et la douleur thoracique étaient les symptomes les plus communs. Un résultat similaire avait été précédemment trouvé en 2005 à UMTH dans le même service **(28)** et un autre presque le même au Mali **(29)** et en Ethiopie **(30)**.

Examen physique

78,70% des patients avaient un examen thoracique pathologique, 19,70% un système gastro-intestinal anormal à l'examen, 4% un système urogénital et le système nerveux anormaux à l'examen. Cela signifie que les symptomes de la TBP étaient essentiellement pulmonaires.

50,7% des patients avaient été vaccinés par le BCG. Un résultat similaire, 50,8% a été publié au Mali **(31)**. Ce résultat peut justifier l'incapacité du vaccin à protéger entièrement contre la tuberculose.

Recherche de BAAR dans les crachats

80% des patients avaient une bacilloscopie positive contre 20% à bacilloscopie negative. 86,5% de bacilloscopie positive avait été obtenu au Mali en 2005 **(26)**.

Statut VIH, recherche de BAAR et le Test de Mantoux

51 (68%) des patients avaient un test de Mantoux positif, 22,7% étaient négatifs au test de Mantoux et 9,3% non faits. Parmi les 26 patients qui avaient une sérologie VIH positive, 22 avaient une bacilloscopie positive, 4 avaient une bacilloscopie negative ; 12 (46,2%) avaient développé une anergie au test de Mantoux. Parmi les 49 VIH négatifs, 5 (10,20%) avaient développé une anergie au test de Mantoux, ce résultat est similaire à celui trouvé à l'université d'Ibadan en 1984 **(32)**. Les patients à sérologie VIH positive produisent beaucoup plus une expectoration à bacilloscopie positive et c'est parmi ces patients VIH positifs que le taux de négativité du test de Mantoux est élevé.

Radiographie du thorax

Les lésions radiographiques les plus dominantes étaient les cavités (50,7%) et les lésions étaient étendues le plus souvent à plus d'un lobe (62,6% des cas) ou aux 2 champs pulmonaires (36%).

CHAPITRE VI

CONCLUSION

RECOMMANDATIONS

1-Conclusion

A la fin de cette étude nous étions arrivés à une conclusion que la TB constituait 34,02% du motif de consultation aux services de pneumologie et des maladies infectieuses, avec 87,5% de forme pulmonaire. La fréquence de l'association TBP-VIH était de 32,81%. Le sexe masculin était prédominant et les jeunes étaient la première cible. Les symptômes les plus communs étaient la toux, l'asthénie, l'amaigrissement, la fébricule et la douleur thoracique. Le thorax était la partie la plus atteinte du corps. 80% des expectorations étaient à bacilloscopie positive et le taux de positivité du test de Mantoux était de 68%. Les cavités étaient les lésions radiologiques les plus communes. La plupart des patients étaient traités en hospitalisation et ont tous reçu le traitement selon la recommandation DOTS.

Ainsi donc, en dépit de gros efforts fournis par les autorités sanitaires, la TBP reste encore endémique au Nigeria particulièrement dans l'Etat du Borno et la prevalence de l'association VIH-TB est élevée par rapport celle observée sur le territoire national.

2-Recommandations

A la fin de ce travail quelques recommandations devaient être formulées à l'intention des autorités sanitaires :

- Mettre en place d'autres centres spécifiques de lutte contre la tuberculose
- Etendre les campagnes de sensibilisation et la couverture médiatique dans un contexte de prévention et surtout dans le secteur informel
- Equiper UMTH avec des matériels de recherche avancée

CHAPITRE VII

REFERENCES

REFERENCES

1. WHO. Department of vaccines and biological: Introduction of hepatitis B vaccine into childhood immunization services. Ordering by code: who/V&B/01.31 November 2001, available at www.who.int/vaccines-document

2. HIV/AIDS. WHO's contribution to universal access to HIV/AIDS prevention, treatment and care: report by the secretariat Geneva, World Health Organization, 2006 (World Health Assembly document A59/39; http://www.who.int/gb/e/e_who59.html, access 5 May 2008)

3. World Health Organization (WHO). Global tuberculosis control-surveillance, planning, financing. WHO Report 2001. WHO/CDS/TB/2007, Geneva, Switzerland: who: available at http://www.who.int/gtb/publications/globrep07/index.html:2007

4. World Health Organization (WHO). Global tuberculosis control-surveillance, planning and financing. WHO report 2006. WHO/CDS/TB/2006, Geneva, Switzerland: who: available at http://www.who.int/gtb/publications/globrep07/index.html:2006

5. **Brisbe F, Ahmed MI**. Hospital prevalence of pulmonary tuberculosis in Maiduguri Metropolis in Nigeria.

6. Nigeria Ministry of Health: National tuberculosis and Leprosis Control Programme (NTBLCP) 2006 (Nigeria

7. **Oyejide CO.** Health Research Methods for Developing Country Scientists. Nig An Prac 2005 Pg 59-63.

8. Public Health Watch. A series of Reports on TB policy in Bangladesh, Brazil, Nigeria and Thailand. New-York: open society institute, 2006; 86 P.

9 **José A, Caminero L**. A Tuberculosis Guide for Specialists Physicians. Paris: International Union Against Tuberculosis and Lung Diseases, 2003; 368P.

10. **Grellet I, Kruse C.**
Histoire de tuberculose: les fièvres de l'âme 1800-1940.

11. **AIT-Khaled N, Enarson D.**
Tuberculose Manuel pour les étudiants en Médecine. WHO/CDS/TB/99.272.

12. **Bello PY.**
Epidémiologie de la tuberculose. Disponible sur www.Outils de la santé pour MISP and CO: 30 mars 2007.

13. Centers for Diseases control and Prevention (CDC), Division of Tuberculosis Elimination. Report 2005 (USA)

14. WHO. Global tuberculosis Control: Surveillance, Planning and financing (Geneva, WHO 2005)

15. **Harris AD, Maher D. TB/HIV:**
A clinical Manuel. WHO/CDS/TB 20.23.

16. **Raviglione MC and Obrien RJ. Tuberculosis. In: Kasper DL, Braunwald E, Faucia A, Hauser SL, Longo DL, Jameson JL and Isselbacher KJ, Eds**: Harrison's Principles of Internal Medicine, 16th Ed. Chicago: Mc Graw-Hill, 2005; 3158-95

17. **Raviglione MC and Obrien RJ. Tuberculosis. In: Kasper DL, Braunwald E, Faucia A, Hauser SL, Longo DL, Jameson JL and Isselbacher KJ, Eds**: Harrison's Principles of Internal Medicine, 15th Ed. Chicago: Mc Graw-Hill, 2005; 1025-35

18 British thoracic Society and Tuberculosis Association. A Controlled trial of six month of chemotherapy in pulmonary tuberculosis. Am. Rev. Respir Dis 1982; **126**: 460-2.

19. **Mitchinson DA.**
    The action of Antituberculosis drugs in Short-Course chemotherapy. Tubercule 1985; **66**: 219-25.
20. Interview with Amos Omoniyi, TB/HIV focal point; NTBLCP, March 30, 2006.
21. Interview with Daniel Olusoji: community physician, Ogun State University Teaching Hospital (OSUTH), Ogun State, Feb. 16, 2006.
22. Canadian Lung Association/Canadian Thoracic Society and Center for Infectious Disease Prevention and Control, Health Canada. Canadian Tuberculosis Standards. 5th ed. Long R ed. Canadian Lung association. Government of Canada. 2000
23. Nigeria: Les villes les plus grandes avec des statistiques de la population. Retrieved from world Gazetter, 2007.
24 **Kees Keus, Stan Houston, Yosef Melekan and Simon Burling.**
    Treatment of a cohort of tuberculosis patients using the Manyatta regimen in a conflict zone in South Sudan. Trans Roy Soc Trop Méd Hyg 2003 **97**: 614-8.
25. **Wokoma FS:**
    Human Immuno Deficiency Virus (HIV) status of adult Nigerian patients suffering from pulmonary tuberculosis. Nig Med Prac 1997; 34: 22-24.
26. **Traoré BY.**
    Aspects épidémiologiques, diagnostiques et thérapeutiques de la tuberculose pulmonaire à bacilloscopie négative au service de Pneumo-phtisiologie de l'hôpital du Point 'G. thèse Med, Bamako, 2005
27. **Joel KK, Nicholas K.**

The re-emergence of tuberculosis among the economically productive age group in Kenya: the case of Mombasa district, J soc dev in Afr. 2003; **18**: 121-32

28. **Ahijo A, Yusuf H, Tahir A.**
Radiographic features of pulmonary tuberculosis among HIV patients in Maiduguri, Nigeria. An Afr Med 2005; **4** (1): 7-9.

29 **Sidibe AT, Dembele M, Diarra A S, Cisse F, Bocoum A, Traoré A K, Traoré H A.**
Tuberculose pulmonaire chez les Sujets diabétiques en Médecine Interne de l'Hôpital du Point 'G', Bamako, Mali.
Mali Méd 2005 ; **20** (1 et 2) : 43-7.

30. **Solomon Y, Gunner B, Getu A**:
Diagnostic and treatment delay among pulmonary tuberculosis patients in Ethiopia, a cross sectional study. MBC infect Dis 2005; **5**:112.

31. **Kayantao D, Maïga I, Bougoudogo F, Pouabé Tchami R, Koné A, Diallo S, Sissoko B, M'Baye O, Keita B et Sangaré S.**
Apport de la radiographie et de la bacilloscopie répétée dans le diagnostic de la tuberculose pulmonaire en milieu hospitalier à Bamako.
Bull Soc Pathol Exot 2001 ; **94** : 3, 243-5.

32. **Onwubalili J K.**
A spectrum of immunity in tuberculosis. Thesis (University of Ibadan) 1984.

RESUME

Dans le but de déterminer les aspects épidémiologiques, cliniques et thérapeutiques de la tuberculose pulmonaire, cette étude rétrospective descriptive transversale a été menée à University of Maiduguri Teaching Hospital (UMTH) de Janvier à Juin 2008 dans l'Etat de Borno au Nigeria. Parmi les 533 patients consultés dans les services de pneumologie et des maladies infectieuses, 192 (36,02%) étaient tuberculeux. Et parmi ces tuberculeux, 168 (87,5%) ont eu la forme pulmonaire, 24 (12,5%) les formes extra-pulmonaires et 63 (32,81%) l'infection par le HIV. Notre étude a porté sur 75 patients qui avaient leur dossier médical complet. Les âges des patients étaient repartis de 15 à 74 ans avec une moyenne de 35,1 ± 14,2 ans. 50,8% des patients étaient vaccinés par le BCG. Les symptômes majeurs étaient la toux (100%), asthénie (78,70%), fébricules (62,70%) et amaigrissement (53,30%). La TB à bacilloscopie positive représentait 80% des cas. Les lésions radiographiques les plus communes étaient les cavités (50,7%) et les deux champs pulmonaires étaient atteints dans 36% des cas.

Tous les patients avaient eu un traitement selon la recommandation DOTS.

CHAPITRE VIII

APPENDIX

APPENDIX I

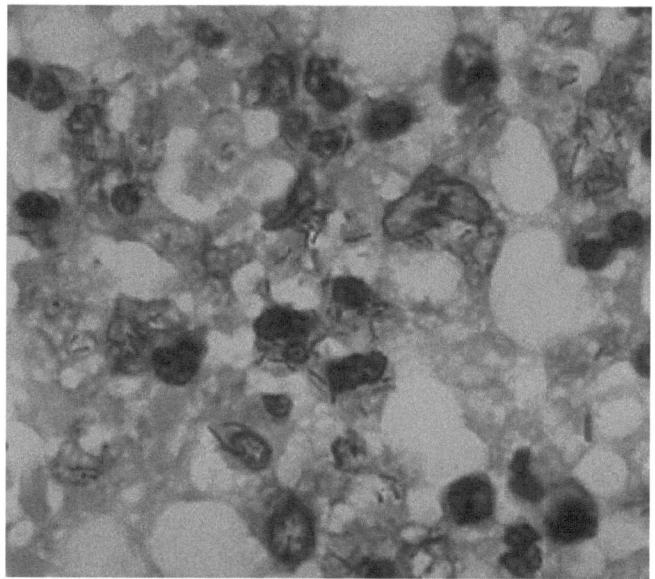

Direct smear microscopy based on the Ziehl-Neelsen technique. *M. tuberculosis* appears as small, dark-red rods over a bluish background.
Source: [9]

APPENDIX II

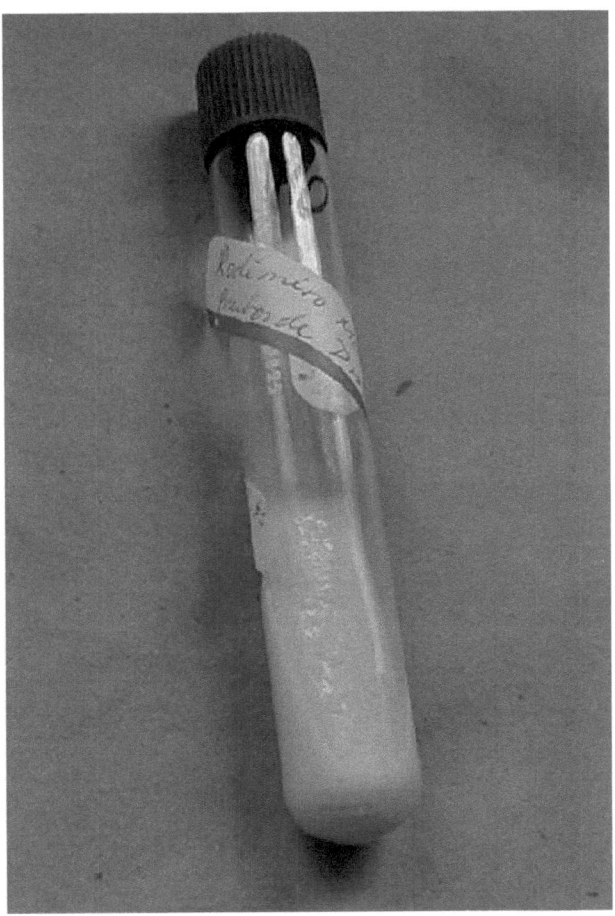

Löwenstein-Jensen solid culture medium showing the growth of colonies (Rough, breadcrumb appearance) of *M. tuberculosis*.

Source: [9]

APPENDIX III

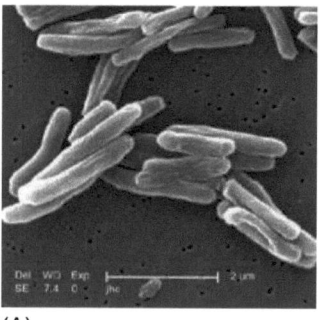
(A)

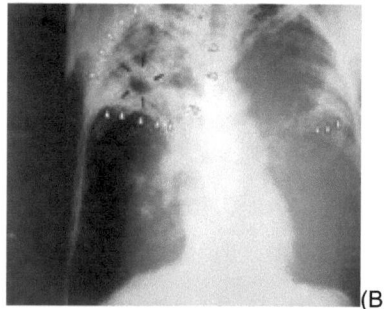
(B)

(A) Scanning electron micrograph of *Mycobacterium tuberculosis;* (B) Chest X-ray of a patient suffering from tuberculosis. *Source: Wikipedia, the free encyclopedia*

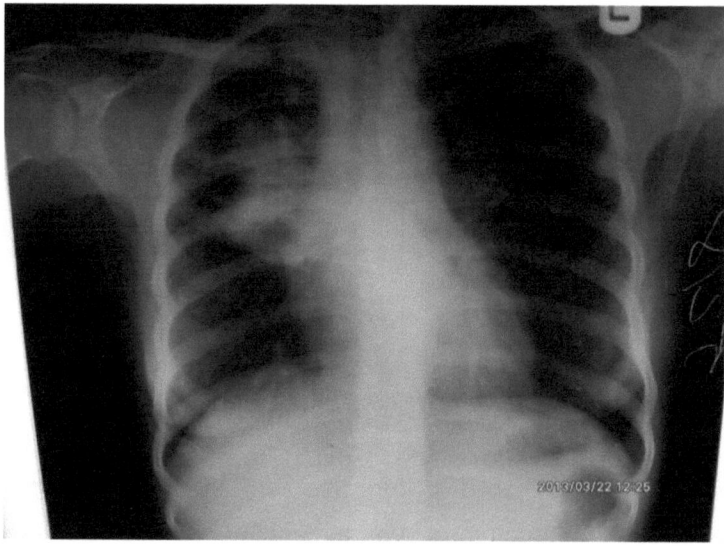

Cliché d'un patient TB à UMTH

Appendix IV

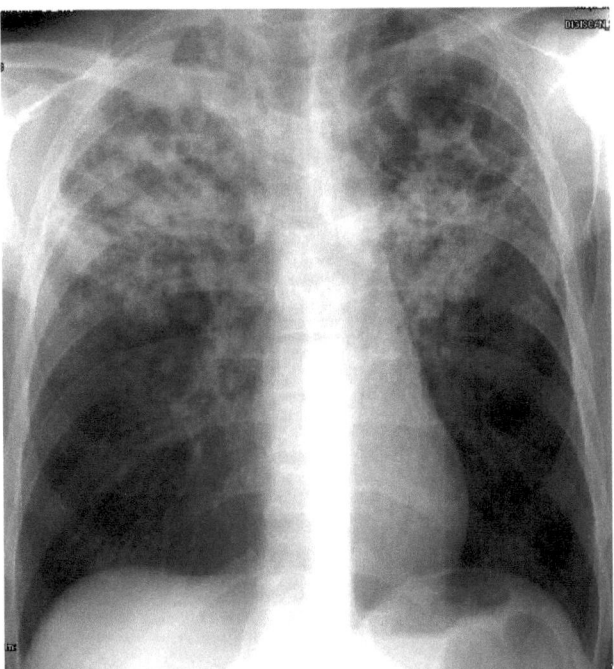

Chest X-ray of a 36-year-old patient showing lesions typical of postprimary TB. Infiltrates with necrosis and cavitation are observed in both superior lung lobes, with retraction of structures towards that zone. The diagnosis of TB was confirmed by smear microscopy and culture.
Source: [9]

APPENDIX V

QUESTIONNAIRE
University of Maiduguri Teaching Hospital
Borno state, Nigeria

Epidemiological, clinical and therapeutical aspects of pulmonary tuberculosis

Identification du Patient
Q1-Nom:……………Prénom…………N°d'hospitalisation…

Q2-Age: ……ans

Q3-Poids……..Kg   Taille……   IMC…

Q4-Sexe /___/   1 Masculin   2 Féminin

Q5-Fonction /___/ 1 Cultivateur   2 Ménagère

                3 Fonctionnaire 4 Commerçant

                5 Scolaire   6 Eleveur

                7 Others

Q6-Adresse/Résidence…………………………………

Antécédents
Q7-ATCD familiaux

Q8-ATCD Personnels

Q9-Contage /___/ oui   /___/non

Q10- cicatrice BCG /___/oui /___/non

Clinique
Q11- Motif de consultation /___/ /___/ /___/ /___/

    1 toux   2 hémoptysie   3 douleurs thoraciques

    4 dyspnées 5 fièvre   6 asthénie   7 anorexie

    8 amaigrissement   9 sueurs nocturnes   10 autres

Q12- Examen general

        AEG /___/oui /___/non

Fièvre /___/oui   /___/non

Q13-Examen pulmonaire/___/

   1 normal   2 syndrome de condensation   3 autres

Q14- Examen Cardiovasculaire

   1 normal   2 pathologique

Q15-Gastro-intestinal

   1 normal   2 pathologique

Q16-Urogénital

   1 normal   2 pathologique

Q17-système nerveux

   1   normal   2 pathologique

Examens complémentaires

Q18-expectoration

   Macroscopie /___/

      1 salive   2 Mucopurulent   3 trace de sang

   Microscopie

      1 negative au 3ème examen

      2 negative après plus de 3 examens

      3 positive

   Culture /___/   1 positive   2   négative   3   non faite

Q19- IDR (Mantoux test) /___/ 1 Positive 2 négative 3 non fait

Q20- Radiographie pulmonaire

   Présence des lésions/___/   1 nodules 2 infiltrations 3 cavernes

               4   miliaire 5 autres

Etendue des lésions /___/   1. 1/3 inférieur

                        2. 1/3 moyen

                        3. 1/3 supérieur

                        4. > 1 zone

Localisation des lésions/__/   1 droit 2 gauche   2 bilatéral
Normale /__/
Q21- sérologie VIH /__/ 1 positive 2 negative 3   non fait
Q22-Packed cell volume (pcv)..............................
  Globules blancs.......................
  Différents Globules blancs:
          Neutrophiles…   Basophiles ……
          Eosinophiles…   Lymphocyte ……
          Monocytes……………..
  Plaquettes....................
  VS /__/ 1normal   2bas   3élevé   4 non fait.
Q23- Glycémie /__/   1normale   2 élevée 3 non faite
Q24-Creatininemie /__/ 1 normale 2 élevée   3 non faite
Q25-C réactive Protein/__/ 1normal 2 bas 3 élevé 4 non fait
Q26- Acide urique/__/ 1 normal 2 bas 3 élevé 4 non fait
Q27-fonction hépatique
      Bilirubine totale.........................
      Bilirubine conjuguée....................
      Protéine totale ....
      Albumine.................................
      ASAT....................................
      ALAT....................................
      P A....................................

Q28-**Traitement**

Hospitalisé /___/   Externe /__/
Numéro de régime…Type de traitement…année……

APPENDIX VI
Fiche de consentement du patient

Aspects épidémiologique, clinique et thérapeutique de la tuberculose pulmonaire à University of Maiduguri Teaching Hospital (UMTH) au Borno State, Nigeria.

S/N°…………………………………..
N° HOSP. ………………………………
Nom………………………………………………………………

I. Déclaration du patient

Je reconnais que Mr **Dounebaine Bonheur** Etudiant en médecine à l'université de Bamako (Mali) m'a expliqué l'objectif de son étude.

J'ai compris que des échantillons de sang et d'expectoration seront prélevés pour certain test tel que la sérologie HIV. J'ai aussi compris que je serai évalué pour d'autres fins cliniques.

Consentement donné :   Oui   /___/   Non   /___/

   Signature ………….   date…………………….

II. Déclaration de l'étudiant

Je déclare que j'ai expliqué au patient la nature et les conséquences de l'étude qui sera réalisée.

Par conséquent j'ai donné au patient l'occasion de poser des questions que j'ai répondues.

Le patient a accepté d'y participer.

Signature ……..   Date ……………

SIGNALETIC FORM

First name: Bonheur

Surname: DOUNEBAINE

Email: bonheuros@yahoo.fr

Title of the thesis: *Epidemiological, clinical and therapeutical aspects of pulmonary tuberculosis at the University of Maiduguri, Teaching Hospital (UMTH) Borno State, Nigeria.*

Defense's year: 2008

Country of origin of the student: Republic of Chad

Defense location: Faculty of Medicine, Pharmacy and Odonto-Stomatology (FMPOS), Bamako, Mali.

Study location: University of Maiduguri Teaching Hospital (UMTH) Borno State, Nigeria.

Place of deposit: Library of FMPOS (Mali), UMTH (Nigeria) and publication in journals and websites.

SUMMARY

To determine the epidemiological, clinical and therapeutical aspects of pulmonary tuberculosis in Borno State (Nigeria), this cross-sectional descriptive study has been carried out at the University of Maiduguri Teaching Hospital (UMTH) from January to June 2008.

Among the 533 patients consulted in both Respiratory and Infectious diseases Units, 192 (36.02%) were tuberculous. And among the 192 Tuberculous, 168 (87.5%) had pulmonary forms and 63 (32.81%) were HIV positive. The study carried out on 75 patients who have completed their investigation. The mean age of the patients was 35.1 ± 14.2 years with range of 17 to 74 years. 50.8% patients were vaccinated with BCG. The major symptoms were cough (100%), weakness (78.70%), fever (62.70%) and weight loss (53.30%). Sputum smear staining was positive in 80% of cases. Cavity was the most common lesion (50.7%) on chest x ray and 36% affected both sides of the lungs.

All the patients have been treated according to the DOTS recommendation.

KEY WORDS: tuberculosis-epidemiological-clinical-sputum-bascilloscopy-AFB-cough-cavity-tuberculin-DOTS.

CERTIFICATION

I, the undersigned hereby certify that this work was carried out by Mr **Dounebaine Bonheur** at the University of Maiduguri Teaching Hospital (UMTH).

Mr. Haruna Yusuf

Consultant Physician, Associate Professor, University of Maiduguri Teaching Hospital, Borno State, Nigeria.

(Infectious Diseases/ Immunology)

Head of the department of Internal Medicine (UMTH)

Signature………………………….

(RESEARCH & ETHICAL COMMITTEE)

UNIVERSITY OF MAIDUGURI TEACHING HOSPITAL

Chairman Board of Management:
Prof. Uche A. Osunkwo

Chief Medical Director
Dr. Othman Kyari, FRCOG
(Associate Professor of Obs. & Gynae)

Director Of Admin.
Alh. Muhammad A. Marte, B.Sc (Econs) MPA

Tel: 076-231300
-232501
-342983
-342951

TeleFax: -232375

E-mail Address:
umth@infoweb.abs.net
umth-cmd@dnetsystems.net

P.M.B 1414 MAIDUGURI, NIGERIA
Cables & Telegrams UNIMATH, MAIDUGURI

Our Ref: ADM/TH/25/Vol.II
Your Ref: ....

Date: 16/05/2008

Dounebaine Bonheur
C/o Provost
College of Medical Sciences
P. M. B. 1069
Maiduguri

RE: APPLICATION FOR ETHICAL CLEARANCE OF YOUR TOPIC:-

Reference to your letter dated today being 16th May 2008 on the above underlined subject matter.

That after careful review of your proposal by the Research and Ethical Committee, approval is hereby given to conduct the study.

Good luck.

Baonle Garba Nafada
Sec. Research & Ethical Committee

Chief Medical Records Office
Dept. of Medical Records
Uni-Maid Teaching Hospital
P. M. B 1414, Maiduguri

SERMENT D'HIPPOCRATE

En présence des maîtres de cette faculté, de mes chers condisciples, devant l'effigie d'Hippocrate, je promets et je jure, au nom de l'être suprême, d'être fidèle aux lois de l'honneur et de la probité dans l'exercice de la médecine.

Je donnerai mes soins gratuits à l'indigent et n'exigerai jamais un salaire au-dessus de mon travail, je ne participerai à aucun partage clandestin d'honoraires.

Admis à l'intérieur des maisons, mes yeux ne verront pas ce qui s'y passe, ma langue taira les secrets qui me sont confiés et mon état ne servira pas à corrompre les mœurs ni à favoriser le crime.

Je ne permettrai pas que les considérations de religion, de nation de race de parti ou de classe sociale viennent s'interposer entre mon devoir et mon patient.

Je garderai le respect absolu de la vie humaine dès conception. Même sous la menace, je n'admettrai pas de faire usage de mes connaissances médicales contre les lois de l'humanité.

Respectueux et reconnaissant envers mes maitres, je rendrai à leurs enfants l'instruction que j'ai reçue de leurs parents.

Que les hommes m'accordent leur estime si je suis fidèle à mes promesses.

Que je sois couvert d'opprobres et méprisé de mes confrères si j'y manque.

Je le jure.

ABSTRACT

To determine the epidemiological, clinical and therapeutical aspects of pulmonary tuberculosis, this retroprospective descriptive, cross-sectional study has been carried out at the University of Maiduguri Teaching Hospital (UMTH) in Borno State (Nigeria). Among the 533 patients consulted in both respiratory and infectious diseases, 192 (36.02%) were tuberculous. Among these tubercular patients, 168 (87.5%) had pulmonary forms and 63 (32.81%) were HIV positive. The study carried out on 75 patients who had completed their investigation. The mean age of the patients was 35.1 ± 14.2 years with range of 15 to 74 years. 50.8% patients were vaccinated with the BCG. The major symptoms were cough (100%), weakness (78.70%), low grade fever (62.70%) and weight loss (53.30%). Sputum smear staining was positive in 80% of cases. Cavities were the most common lesions on the chest X ray (50.7%) and 36% affected both sides. All the patients have been treated according to the DOTS recommendation.

In spite of big efforts made by the health authorities, PTB remains still endemic in Nigeria, particularly in Borno State and the prevalence of the association HIV-PTB is higher than that for the general Nigerian population.

RESUME

Dans le but de déterminer les aspects épidémiologiques, cliniques et thérapeutiques de la tuberculose pulmonaire, cette étude retroprospective descriptive et transversale a été menée à University of Maiduguri Teaching Hospital (UMTH) dans l'Etat du Borno au Nigeria de Janvier à Juin 2008. Parmi les 533 patients consultés dans les services de pneumologie et de maladies infectieuses, 192 (36,02%) étaient tuberculeux. Parmi ces tuberculeux, 168 (87,5%) avaient la forme pulmonaire et 63 (32,81%) avaient une sérologie VIH positive. L'étude a été menée sur 75 patients qui avaient leur dossier médical complet. Les âges des patients étaient repartis de 15 à 74 ans avec une moyenne de 35,1 ± 14,2 ans. 50,8% des patients étaient vaccinés par le BCG. Les symptomes majeurs étaient la toux (100%), l'asthénie (78,70%), les fébricules (62,70%) et l'amaigrissement (53,30%). La TB à bacilloscopie positive représentait 80% des cas. Les lésions radiographiques les plus communes étaient les cavités (50,7%) et les deux champs pulmonaires étaient atteints dans 36% des cas.

Tous les patients ont reçu un traitement selon la recommandation DOTS.

En dépit de gros efforts fournis par les autorités sanitaires, la TBP reste encore endémique au Nigeria, particulièrement dans l'Etat du Borno et la prevalence de l'association VIH-TBP est élevée par rapport à celle observée sur le territoire national.

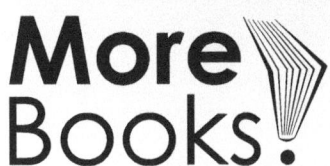
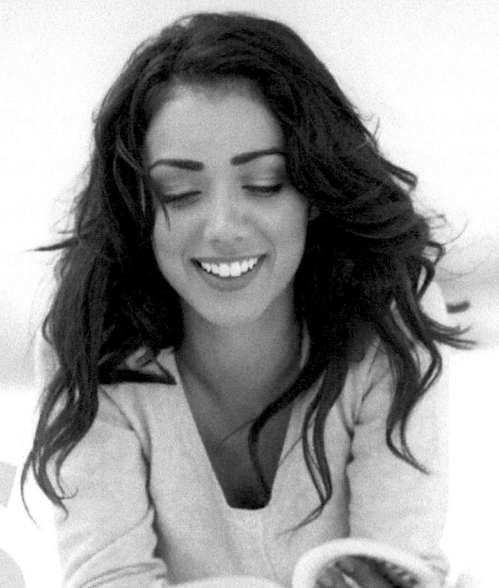

Oui, je veux morebooks!

i want morebooks!

Buy your books fast and straightforward online - at one of world's fastest growing online book stores! Environmentally sound due to Print-on-Demand technologies.

Buy your books online at
www.get-morebooks.com

Achetez vos livres en ligne, vite et bien, sur l'une des librairies en ligne les plus performantes au monde!
En protégeant nos ressources et notre environnement grâce à l'impression à la demande.

La librairie en ligne pour acheter plus vite
www.morebooks.fr

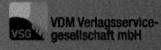 VDM Verlagsservicegesellschaft mbH
Heinrich-Böcking-Str. 6-8
D - 66121 Saarbrücken

Telefon: +49 681 3720 174
Telefax: +49 681 3720 1749

info@vdm-vsg.de
www.vdm-vsg.de

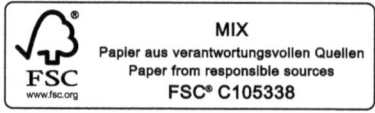

Printed by Books on Demand GmbH, Norderstedt / Germany